MÉTHODE NATURELLE

DE DIRIGER

LA SECONDE DENTITION.

Ouvrages du même Auteur.

Odontologie, ou observations sur les Dents humaines; Paris, 1815. 1 vol. in-8°, orné de 4 planches.

Traité de la seconde Dentition, et Méthode naturelle de la diriger, suivi d'un Aperçu de séméiotique buccale. 1 vol. in-8°, orné de 22 planches.

(*Le présent opuscule en est le complément.*)

Traité de la partie mécanique de l'Art du Chirurgien-Dentiste. 2 vol. in-8°, ornés de 42 planches.

IMPRIMERIE DE VICTOR CABUCHET,
RUE DU BOULOI, N° 4.

MÉTHODE NATURELLE

DE DIRIGER LA

SECONDE DENTITION,

APPUYÉE SUR LES PREUVES
DE L'AGRANDISSEMENT
DE LA PARTIE ANTÉRIEURE DE L'ARC MAXILLAIRE.

OUVRAGE ORNÉ DE CINQ PLANCHES.

PAR C.-F. DELABARRE,

Chevalier de la Légion d'Honneur, Docteur en médecine, Chirurgien-Dentiste du ROI, en survivance, de l'Hôpital des enfans, de l'Hospice des orphelins; Professeur de STOMATONOMIE à l'Administration générale des hôpitaux civils; Membre du Cercle médical, de la Société de médecine pratique de Paris, de la Société royale de médecine de Stockolm, etc., etc.

> Vita brevis, ars longa,
> Occasio præceps, experientia
> Fallax, judicium difficile.
> HIPP.

PARIS.

EUR, RUE DE LA PAIX, N° 19;
GABON, ET AUTRES LIBRAIRES
TENANT LES LIVRES DE MÉDECINE.

1826.

MÉTHODE NATURELLE

DE DIRIGER

LA SECONDE DENTITION,

APPUYÉE

SUR LES PREUVES DE L'AGRANDISSEMENT DE LA PARTIE ANTÉRIEURE DE L'ARC MAXILLAIRE (1).

L'AGRANDISSEMENT de la partie antérieure de l'arc alvéolaire des mâchoires est fortement nié par des hommes qui ont des droits à faire autorité, tandis qu'il est admis par d'autres.

Comme il n'en est point de cette controverse

(1) Ce travail manuscrit, auquel je n'ai ajouté que peu de chose pour le faire imprimer, ayant été lu à l'Académie de Médecine, section de chirurgie, le 13 décembre 1821, MM. Jules Cloquet, Moreau et Bougon, furent nommés pour l'examiner, ainsi qu'une série nombreuse de modèles en cire, que j'y avais joints. Je n'en ai point pressé le rapport, espérant que quelques-uns de mes adversaires, abandonnant leurs préventions, daigneraient descendre avec moi dans l'arène expérimentale. C'est en effet ce qui est arrivé ; et M. le docteur Oudet, jeune praticien fort zelé, après avoir vérifié ce que j'avais démontré, s'est empressé d'en faire part à l'Académie : ceci lui fait d'autant plus honneur que, dans le compte qu'il avait rendu de la brochure de M. Duval, en juin 1821, dans le nouveau Journal de médecine, il était entièrement partisan des idées de son patron.

comme de quelques autres, qui n'ont que peu ou point de fâcheuses conséquences, il est du plus grand intérêt pour l'art que la question soit résolue.

Le célèbre chirurgien anglais Hunter est l'instigateur de la première de ces théories; il l'a appuyée d'un fait en apparence si probant, qu'il a entraîné à son opinion la plupart des chirurgiens qui s'occupent spécialement de la bouche, ainsi que plusieurs des physiologistes les plus remarquables de notre époque.

Voici la traduction de ce qu'il dit à ce sujet dans son histoire naturelle des dents humaines (1).

« La mâchoire augmente dans tous les points « pendant les douze mois qui suivent la naissance, et jusqu'à ce que les couronnes des six « dents antérieures soient passablement formées; « mais elle n'augmente plus du tout en étendue « dans l'espace compris entre la symphise et « la sixième dent (il entend la première dent « permanente); et à dater de cette époque, la « partie du processus alvéolaire qui forme la « portion antérieure des arcs des deux mâ- « choires, ne décrira plus une portion de cercle « plus grande. » (Et il renvoie aux figures qu'il a fait faire à l'appui de cette assertion).

(1) *Natural history's human Teeth*, an 1771, et 3e édition, an 1801.

Son compatriote Fox a renouvelé à peu près les mêmes idées, et M. Miel, dans le 7e volume des *Mémoires de la Société médicale d'Émulation*, donne des corollaires et des figures géométriques, lesquelles y sont également conformes.

« Le volume total de ces dents, dit celui-ci (en « parlant des temporaires), est le même que le « volume total de ces dernières (les dents de « remplacement) : leur grandeur respective est « la seule qui diffère. » Cette démonstration n'a pourtant pas été empruntée aux auteurs précités ; car il ajoute : « Cette disposition, très-re- « marquable, n'avait pas été observée jusqu'ici, « *que je sache*, quoiqu'elle soit facile à vérifier. »

Plus loin : « Cette conformation vicieuse, qui « a lieu lorsque les dents antérieures ont trop de « largeur, n'indique-t-elle pas que ces dents « n'ont qu'un espace déterminé et circonscrit « dans lequel elles sont obligées de se ranger? « Ce désordre arriverait-il si le bord alvéolaire « était susceptible de se développer simultané- « ment avec les dents ? »

Dans un opuscule intitulé *Odontologie*, publié en 1815, et particulièrement dans mon *Traité de la Seconde Dentition*, en 1819, je crus suffisant de démontrer, par des preuves de simple anatomie, combien était grande l'erreur de

Hunter et de ses partisans, pour ramener les praticiens dans la bonne voie.

Je m'appuyais en outre de l'opinion de gens d'un mérite généralement reconnu sur la stomatonomie, tels que Blake de Dublin, Fauchard, La Forgue, et même du *Dentiste de la Jeunesse*, par M. Duval, auquel je m'étais complu à rendre un juste hommage, car il me paraissait basé sur la raison et l'expérience. Quel n'a donc pas dû être mon étonnement, lorsque j'appris que sa plume féconde venait de charger la littérature médicale d'une production fastidieuse (1), remplie d'erreurs, d'inexactitudes, de citations portant à faux, et, qui pis est, d'assertions diamétralement opposées à celles qu'il avait professées; en effet, il avait écrit (2) :

« Le premier septénaire approche de sa fin, « et les vingt premières dents commencent à ne « plus être aussi agréables : en devenant plus « grand, *l'intervalle qui les sépare* annonce qu'elles « sont trop petites pour *une bouche qui s'est « agrandie.* » Et plus loin : « Le développement

(1) *De l'Arrangement des secondes Dents*, Paris, 1820.

Quelques médecins, amis des convenances, ont trouvé que le style de l'auteur s'en écartait prodigieusement. Que M. Duval aime à briller, soit..... mais, en matière de science, le fiel et l'ironie sont peu propres à convaincre les esprits réfléchis; ce sont des moyens qui conviennent aux rhéteurs, et non aux médecins.

(2) *Voyez* son *Dentiste de la Jeunesse*, page 50, Paris, an 1805.

« des os de la mâchoire *dispose par degrés une* « *place pour les incisives de remplacement qui sont* « *plus grandes que les dents primitives.* »

Ouvrons maintenant sa nouvelle production, et, après avoir patiemment lu depuis la page 36 jusqu'à la 40ᵉ, nous voyons qu'il conclut, « 1° Que « la partie de l'arcade alvéolaire qui contient les « dix dents de lait ne participe nullement à l'ac- « croissement de la partie du corps de l'os qui « lui répond, non plus que l'arcade alvéolaire « des dents de remplacement; 2° que celle-ci « n'acquiert point une plus grande étendue que « la première; 3° que ce serait en vain qu'on « compterait sur l'élargissement de cette partie « des os de la mâchoire pour le bel arrangement « des dents (1). »

Tant d'incertitude et de divergence sur un seul fait démontre qu'il avait besoin d'être éclairci.

Ce nouvel opuscule renferme donc le détail des expériences que j'ai faites depuis dix-huit ans (2). Elles prouveront que Hunter, Fox,

(1) Voilà bien évidemment être en contradiction avec soi-même. Or, M. Duval, qui a traduit mon ouvrage à son tribunal, qu'il a appelé celui DE LA RAISON ET DE L'EXPÉRIENCE, déclare en définitive qu'il a écrit, pensé et agi contre l'une et l'autre, pendant plus de trente années. C'est, il faut l'avouer, être resté bien long-temps dans l'erreur.

(2) J'avais cru superflu de le donner dans mon précédent ouvrage, sur le même sujet, parce que je ne soupçonnais pas qu'on m'opposerait

M. Miel, et enfin M. Duval, auraient dû tirer, de leurs réflexions sur l'arc alvéolaire des mâchoires garnies des dents temporaires, une conclusion diamétralement opposée à celle qu'ils ont établie en principe; que Bunon, Bourdet, Jourdain ont dérogé en ce point aux excellens préceptes qu'ils nous ont légués, et qu'ils ont été dupes d'une apparence trompeuse.

Mais l'érudition de M. Duval a été bien en défaut lorsqu'il m'a appelé innovateur; car ses devanciers, Dionis, Fauchard, Brunner, aussi bien que ses contemporains La Forgue et Blake, ont positivement soutenu que la partie de l'arc maxillaire qui contient les dents antérieures, s'agrandit *de toute la différence qui existe entre les incisives temporaires et celles de remplacement.*

Or, c'est ce dont j'espère qu'on sera convaincu, après avoir pris connaissance de ce qui est exposé dans les sections suivantes.

La première se composera de l'examen des formes primordiales des mâchoires.

tout simplement des dénégations; au reste cela prouve combien a eu raison l'auteur d'un article du *Journal général de Médecine*, lorsqu'il a dit : « Le chemin de l'expérience est le plus difficile à parcourir. Il « est en effet plus aisé de suivre les suggestion de l'esprit et d'acquérir, « par une routine aveugle, une certaine habileté dans la pratique, que « de s'engager dans la route expérimentale, pénible à la vérité, mais « la seule directe. »

La seconde renfermera les preuves de l'agrandissement de la partie de l'arc qui contient les six dents antérieures de la classe temporaire, depuis l'âge de deux ans et demi à trois ans, jusqu'à six ou sept.

La troisième, celles de l'agrandissement de cette partie, considéré entre l'époque du commencement de la mue des dents jusqu'à celle où le renouvellement des six dents antérieures est terminé.

La quatrième sera consacrée à l'examen des diverses évolutions de dents que Hunter n'avait certainement pas remarquées; évolutions au moyen desquelles la série des dents remplaçantes n'occupe pas, en effet, sur la plupart des hommes, plus ni moins de place que la classe temporaire tout entière, *quoique la partie qui contenait six de ces dents se soit agrandie de toute la différence qui existe entre leur volume et celui des secondaires.* Nous y verrons aussi par quel mécanisme la nature efface le vide qui résulte de la chute des molaires temporaires, lesquelles occupent un espace plus grand que celui qui est nécessaire aux bi-cuspidées, lesquelles leur succèdent.

Dans la cinquième et dernière, j'établirai le parallèle entre le système adopté par Hunter et ses partisans, et la manière de diriger la seconde dentition d'après la méthode que j'ai décrite dans mon *Traité spécial :* ce nouveau travail pouvant en être considéré comme le complément.

Ne pouvant, sans m'exposer à blesser l'amour-propre de chirurgiens stomatistes que j'honore, et par contre-coup sans porter atteinte à leur réputation, jeter un coup-d'œil investigateur sur leur pratique, je m'en abstiendrai même envers ceux qui, par le genre d'attaque qu'ils ont adopté à mon égard, sembleraient m'en avoir donné le droit; je combattrai donc des principes que je signale comme essentiellement mauvais; mais j'éviterai soigneusement les personnalités (1).

(1) Une phrase de M. Miel, dans le neuvième volume des Mémoires de la Société médicale d'Émulation, mérite pourtant une réponse. « M. Delabarre, dit-il, n'a pas réfléchi qu'il allait mettre ses « écrits en contradiction avec sa pratique : *car s'il opère dans sa pra-* « *tique comme il pense dans ses écrits, je ne sais s'il a beaucoup à* « *se féliciter de ses résultats.* »

Je n'ai qu'un mot à dire, c'est OUI, et s'il veut échanger ses ingénieuses figures géométriques pour le scalpel et autres moyens que je vais indiquer, il en sera convaincu.

SECTION PREMIÈRE.

Examen des formes primordiales des mâchoires.

Lorsqu'on veut se livrer plus particulièrement à une partie de l'art, il est tout simple d'en prendre une connaissance minutieuse ; ce fut donc ce que je fis aussitôt que je me décidai pour la stomatonomie.

L'examen de la bouche d'un grand nombre d'individus, ne pouvait manquer de me conduire à des remarques que j'ai consignées dans mon *Traité de la seconde Dentition*, et sur lesquelles je dois revenir avec plus de détail en ce moment.

Considérée d'une manière générale, la grandeur des mâchoires est relative à l'âge des enfans, dont toutes les parties se sont développées avec harmonie ; mais la proportion cesse d'exister ordinairement à l'adolescence, et elle peut ensuite se rétablir, mais non pas chez tous les adultes : cette singularité semble être le partage exclusif de l'espèce humaine : en effet, prenant pour exemple les chiens, ces carnivores ont tous la mâchoire proportionnée à leur taille, tandis que de très-petits hommes ont fréquemment les mâchoires aussi fortes que les plus grands, et qu'il en est même qui les ont beaucoup plus amples.

Cette remarque est encore applicable aux dents, qui, souvent, sont très-grandes sur des sujets médiocres, et très-petites sur des individus athlétiques.

Il n'y en a pas davantage entre les mâchoires elles-mêmes et les dents. On voit ces parties être très-vastes et être garnies de dents fort petites. Dans ce cas, ces organes ne sont pas plus nombreux que d'usage, mais ils sont plus espacés. D'un autre côté, on rencontre des dents fort larges sur des mâchoires très-peu développées. Ici, il est tout naturel que les organes soient, non-seulement très-rapprochés, mais encore imbriqués et chevauchés.

Il n'y a point non plus de proportion relative entre les dents de la première et celles de la deuxième dentition; j'ai recueilli, à dessein, les très-petites dents temporaires de plusieurs enfans, et je les ai vues être remplacées par d'autres fort larges, et *vice versâ*.

L'observateur a néanmoins quelques moyens de prévoir ce que seront les dents secondaires, attendu que l'étude des signes auxquels on reconnaît à la bouche les constitutions primordiales, le met à même de tirer, à cet égard, un pronostic offrant beaucoup de probabilités (1).

Je pense bien que l'odontophye des six organes antérieurs de remplacement, peut influer sur le développement de la portion de l'arc maxillaire qu'ils sont destinés à occuper (c'est aussi le sentiment de Blake, lequel était bon observateur); cependant je suis loin d'étendre trop cette idée; car j'ai vu quelques sujets de douze, quatorze et seize ans, dont les uns n'avaient point encore commencé à changer leurs dents, et les autres n'en avaient encore renouvelé que quelques-unes; et cependant l'arc maxillaire ne s'en était pas moins complétement étendu dans toutes ses parties, de sorte que les dents temporaires étaient espacées d'une manière désagréable; au surplus, la physiologie comparée donne la preuve que l'évasement peut s'exécuter, sans que les organes immédiats de la mastication y entrent pour rien. Ainsi, dans les ruminans, dont la partie antérieure de la mâchoire supérieure n'en est point munie, l'agrandissement n'a pas moins lieu à mesure que l'animal avance vers sa perfection; il en est de même dans les es-

(1) *Voyez* à ce sujet mon *Essai de Séméiotique buccale.*

pèces qui présentent des espaces inter-dentaires, telles que les chevaux, les sangliers, les chiens. Ces espaces eux-mêmes s'agrandissent au lieu de diminuer, quoique le renouvellement de dents plus fortes s'opère. Donc ce phénomène est un des articles de la loi qui régit l'accroissement des animaux, et ce qui peut mécaniquement en favoriser ou en exciter l'exécution peut être regardé que comme accessoire.

L'harmonie qui existe entre la forme primordiale ou acquise des mâchoires de l'homme, le volume ainsi que le nombre des dents secondaires, déterminent donc la régularité ou l'irrégularité de la denture de cette classe.

M. Duval se montre véritablement observateur, quand il dit, page 53 de son *Dentiste de la Jeunesse*, première édition : « La conformation de la face détermine toujours l'ordre des « dents : quand elle est plate et carrée, les mâ« choires présentent un contour presque circu« laire, dans lequel les dents s'implantent avec « plus de régularité ; au contraire, lorsque la « face est étroite et saillante dans son milieu, « comme si la tête avait été aplatie sur les côtés, « la mâchoire a la forme de l'extrémité d'un « ovale, et elle n'offre pas assez de place à l'ar« rangement des dents ; de là, ces bouches qui

« semblent avoir une double rangée de dents, si « le dentiste, de bonne heure, n'a pas surveillé « le placement des incisives, et s'il n'a pas sa- « crifié ou canines ou molaires de remplace- « ment. »

D'après ces remarques, qui ne sont que l'exposé simple de la vérité, jetez un coup d'œil sur la voûte palatine de divers adultes, vous reconnaîtrez pourquoi les uns ont la denture régulière, quoique plusieurs vous présenteront des dents excessivement larges, et quelques-uns même, des dents surnuméraires, et pourquoi d'autres en ont une si bizarre, quoique les uns manquent de plusieurs dents, et que les autres en aient de si petites. Vous pourrez vérifier aussi qu'un côté de l'arc alvéolaire, est quelquefois très-bien développé, tandis que l'autre l'est très-mal; vous aurez également occasion d'observer que divers individus, ont à la fois les mâchoires mal conformées, et des dents excessivement larges, et que, de plus, certains offriront des dents surnuméraires. Vous reconnaîtrez encore que c'est au manque de développement transversal des os maxillaires supérieurs, à la saillie qu'ils forment en avant, et à l'élévation de la voûte palatine, que sont dus ces nez proéminens, ces joues aplaties, ces fronts reculés, cette denture en bec, et ces lèvres courtes, qui laissent les dents continuellement à découvert.

Vous verrez aussi que c'est au non développement transversal de la partie antérieure de la mandibule, que sont dus le rétrécissement du menton, ces dents groupées et inclinées en dedans, et dont quelques-unes sont ordinairement hors de rang. D'autres fois cette mâchoire vous paraîtra avoir acquis des dimensions excessives, tandis que la supérieure sera restée dans de justes limites.

De temps en temps, le contraire se présentera à votre observation, et alors les dents supérieures s'avancent et sont situées presque horizontalement, de manière qu'elles sont complétement à découvert quand les lèvres sont en repos, ce qui est on ne peut plus désagréable à voir, et nuit singulièrement à la prononciation.

A cela près de ces excès, en plus ou en moins, lesquels tiennent de la monstruosité, on peut réduire à quatre formes principales, celles que prennent les mâchoires.

De ces formes, une seulement est parfaite, et par conséquent en tous points favorable au placement régulier des dents d'adultes, quels qu'en soient d'ailleurs le nombre et la largeur. (*Voyez* fig. 1).

Cette forme, considérée à la mâchoire syncrânienne, consiste dans une voûte en *plein ceintre*, un peu plus longue que large, et descendant en pente douce vers le collet des dents; lesquelles dessinent un arc tant soit peu ovoïde, de sorte que le diamètre antéro-postérieur est de peu de chose plus grand que le transversal. A mesure que l'accroissement du sujet a lieu, les dimensions de la voûte augmentent, mais la belle forme se conserve. Toutefois, la capacité en est assez variable : généralement même, elle est plus petite chez les filles que chez les garçons de même âge, et, par suite, sur les femmes que sur les hommes. Suivez le développement de l'arcade alvéolaire, vous la voyez également s'évaser à mesure que l'enfant s'approche de l'état adulte, et dans la proportion nécessaire au placement des dents.

L'ensemble de cette forme, la plus ordinaire, est très-rarement sans défauts. Elle existe au mieux sur toutes les personnes dont la voix est forte et sonore. Car il est rare qu'elle ne soit pas en rapport avec le larynx.

La seconde forme dessine une portion d'ellipse assez régulière, mais la voûte est plus *élevée que le plein ceintre*; son étendue antéro-postérieure, est sensiblement hors de proportion avec la transversale (*Voyez* fig. 3). Portez une attention soutenue sur l'arcade alvéolaire, vous la verrez s'agrandir aussi, mais d'une manière bien différente que la précédente; l'évasement est peu sensible, quoique la ligne courbe prenne de l'étendue, mais elle a lieu en décrivant un arc très-ovale dans lequel les dents adultes ne seront bien rangées que si elles sont de médioce largeur; da ns le cas contraire, il est assez fréquent que les canines soient hors de rang.

La fréquence de cette conformation me paraît être à la précédente comme un est à cinq cents.

La voûte qui appartient à la troisième forme, a en arrière les dimensions de la parfaite : mais l'arcade alvéolaire est aplatie antérieurement, au lieu d'être arquée, de sorte que les incisives centrales de remplacement seront nécessairement chevauchées, même étant de médiocre largeur. (*Voyez* fig. 5.) Cette forme se rencontre encore bien moins souvent que la précédente : je ne crois guère me tromper en pensant quelle est à la parfaite, comme un est à mille.

La quatrième conformation consiste dans un rétrécissement très-prononcé de toute l'étendue de la voûte, laquelle est anguleuse comme celle de l'architecture gothique, et dont le diamètre antéro-postérieur est hors de toute proportion avec le transversal. (*Voyez* fig. 7.)

Celle-ci est heureusement la moins fréquente. Elle présente non-seulement beaucoup de variétés, mais même des irrégularités singulières; elle me paraît être à la parfaite, comme un est à deux mille : l'arcade alvéolaire, dans ce cas, dessine deux lignes qui, partant de la médiane, sont presque droites, de sorte que la bouche est en bec.

Quant aux diverses conformations de la mâchoire inférieure, elles consistent également en une seule qui est parfaite, en une autre qui est moins avantageuse, et en deux ou trois qui sont vicieuses.

La belle forme se rencontre sur les sujets à face large, et à menton non saillant. Dans ce cas, la mandibule décrit un arc arrondi dont le bord alvéolaire est garni de dents temporaires bien nourries, et légèrement espacées (*Voyez* fig. 2). La seconde est celle qui présente un bel ovoïde. (*Voyez* fig. 4.)

La mâchoire diacranienne est mal conformée quand, au lieu d'être arrondie, elle est aplatie antérieurement, et présente l'aspect de la réunion de trois lignes presque droites, dont l'antérieure semble tronquer l'angle que formerait la prolongation des latérales. (*Voyez* pl. 2, fig. 6.)

Elle est encore vicieuse quand elle décrit une ellipse dont la partie antérieure est très-aiguë et en bec. (*Voyez* pl. 4, fig. 8.)

Tout le monde connaît cette forme vicieuse de la partie antérieure de la mâchoire inférieure que l'on appelle menton de galoche; mais il est nécessaire de faire remarquer qu'elle n'entraîne pas nécessairement l'irrégularité de la denture; elle n'a même lieu, dans ce cas, que par une sorte de complication dans laquelle le processus alvéolaire participe à cet excès de développement, ce qui fait qu'il décrit un arc assez spacieux pour permettre à toutes les dents inférieures de remplacement, de croiser les supérieures en sens inverse, ainsi qu'il arrive chez les dogues. Que le vice soit borné au corps de la mâchoire ou qu'il s'étende au processus, il est incurable : il faut donc le distinguer soigneusement de la défectueuse configuration de cette partie du processus avéolaire, occupée par les six dents antérieures seulement, laquelle même peut être bornée à un des côtés de la ligne médiane, affectant des sinuosités diverses, dépendantes uniquement de la denture; attendu qu'il est toujours possible d'y remédier. D'après ce qui précède, les causes des vicieuses configurations du processus alvéolaire seulement sont presque toujours accidentelles, et parmi celles qu'il est important de signaler, parce qu'elles sont les plus ordinaires, nous citerons la trop longue persistance des dents temporaires au-delà du moment où celles de remplacement se montrent au-dessus des gencives.

La sortie non harmonique des quatre ou six dents antérieures supérieures, relativement aux inférieures qui sont arrivées déjà depuis long-temps lorsque les antagonistes commencent à le faire; la croissance trop lente des dents temporaires, etc., etc., les déterminent, ainsi que l'évulsion prématurée.

Les formes dont je viens de parler existent dès l'enfance; mais les caractères en sont peu saillans avant la mue des temporaires : il faut une sorte d'habitude pour les distinguer; il n'est donc pas surprenant qu'elles aient échappé à Hunter, qui, exerçant la chirurgie en général, n'avait pu voir tout avec détail : voilà sans doute pourquoi il n'en a pas tenu compte, et c'est aussi faute de cette connaissance qu'il a attribué au seul développement de la deuxième dentition, le beau ou le vicieux arrangement des organes dont elle se compose, tandis qu'il était décidé d'avance par la prédisposition des mâchoires. C'est ce qui va être démontré d'une manière tellement péremptoire dans la section suivante, que mes adversaires seront forcés de se rendre à l'évidence.

SECTION II.

De l'agrandissement de la partie des mâchoires qui contient les six dents temporaires antérieures, considéré avant la mue de la première dentition (1).

Depuis long-temps j'avais suivi le développement de cette partie, pour ma seule instruction personnelle; mais désirant porter ma conviction dans l'esprit des étudians, j'ai, depuis 1816, mesuré chaque année, beaucoup de fois, sur un grand nombre d'enfans de deux à quatre ans, et en présence d'élèves déjà instruits qui assistent à ma visite à l'hôpital des enfans, et surtout à l'hospice des orphelins, l'étendue de la portion de l'arc occupée par les six dents temporaires, de l'une et de l'autre mâchoire (2).

La ligne courbe, prise au collet de ces organes

(1) Je prie le lecteur de retenir que je dis *six dents*, et non pas *dix*, ainsi que M. Duval l'insinue à tort en plusieurs endroits de ses écrits. Cette remarque est très-importante dans le cas dont il s'agit.

(2) Pour cette expérience, je me sers de bouts de fil, auxquels je fais des nœuds, et que j'applique au niveau des festons des gencives.

avec un gros fil de lin ou de métal, m'a offert soixante-cinq à soixante-dix millimètres de longueur, sur le plus grand nombre, suivant qu'ils avaient les dents moins ou plus écartées, et soixante sur ceux qui les avaient serrées. Sur quelques-uns même, chez lesquels elles étaient groupées vers la symphise, elle n'en présentait que cinquante-cinq. La corde ou sécante de ces arcs variait aussi, suivant la courbure plus ou moins cintrée de chacun; elle avait de trente-cinq à quarante millimètres. Ces mesures étant soigneusement numérotées, et portant chacune le nom et l'âge du sujet, je les ai réappliquées sur ceux qui étaient encore dans l'établissement l'année suivante; alors il me fut facile de faire remarquer aux assistans que la longueur de la ligne courbe s'était accrue de quatre à cinq millimètres, et celle de la sécante, de deux environ sur la plupart, tandis que sur quelques-uns, cette augmentation était à peine sensible; enfin il y avait plusieurs enfans, sur lesquels il semblait n'y en avoir encore aucune. Dans les bouches des premiers, les dents antérieures s'étaient sensiblement écartées les unes des autres, tandis que sur les derniers, elles étaient restées serrées (1).

(1) Cet écartement est donc nié mal à propos par M. Miel; *voyez* le tome IX des *Mémoires de la Société médicale d'Émulation.*

La troisième année nous fit encore reconnaître une nouvelle crue, plus ou moins sensible, suivant les sujets ; mais ce fut de la quatrième à la cinquième de la vie de ces petits individus, qu'elle était des plus manifestes, sur la presque totalité. Cependant le développement fut en retard pour quelques-uns, jusqu'à l'âge de six et même sept ans, époque à laquelle enfin tous les arcs prirent définitivement quelque étendue ; mais ils affectèrent des formes très-différentes. Les élèves, occupés de ce qu'ils observaient, et ne sachant à quoi attribuer la cause de ces anomalies, je leur fis visiter de nouveau toutes ces bouches ; alors ils reconnurent avec moi, ce qui suit :

1° Chez tous ceux dont les mâchoires étaient primitivement comme arrondies antérieurement, et le palais large, l'agrandissement s'était opéré en continuant de décrire une ligne qui, si elle eût été prolongée, eût formé un cercle ; les quatre incisives temporaires de chacune, s'étaient écartées les unes des autres, soit qu'elles eussent été primitivement rapprochées, soit qu'elles fussent déjà un peu espacées ; d'où il était résulté une sécante plus longue : en conséquence, la face paraissait large.

2° Sur les enfans dont le palais était primitivement et manifestement resserré, et la mandibule allongée, la portion antérieure de chaque arc, au lieu de s'évaser, avait pris une forme elliptique, de sorte que la sécante était restée la même, quoique la ligne courbe eût pris plus d'étendue. Chez quelques-uns, la bouche avait alors acquis une saillie remarquable, ce qui faisait paraître la face comme aplatie sur les côtés.

L'examen d'un grand nombre de bouches apprend donc que la partie antérieure de l'arc de chaque mâchoire a presque la même courbure sur des enfans bien conformés et de même âge; au contraire, la courbure et l'étendue de l'arc varient singulièrement sur ceux qui présentent quelque vice de conformation des mâchoires.

Ces remarques auraient pu me suffire pour démontrer à ceux qui venaient à mes cours que les propositions de Hunter ne devaient pas être prises à la lettre; mais je voulus ne négliger aucun des moyens qui se trouvaient à ma disposition pour dissiper les doutes que leur esprit avait pu concevoir, d'après les assertions de MM. Duval, Miel et autres auteurs. En conséquence, à l'aide du burin et de la lime, je disséquai un certain nombre de mâchoires de sujets des divers âges ci-dessus, sur lesquels la dentition primitive n'avait point encore commencé à muer, et dont les unes étaient bien, et les autres mal faites. Or, les dents antérieures secondaires s'étaient presque entièrement désimbriquées sur les premières, tandis que celles des secondes étaient restées à la position oblique dans laquelle elles sont situées pendant l'odontogénie (1).

Tous conçurent alors aisément pourquoi il est des cas dans lesquels les dents ne se désimbriquent pas.

Enfin, j'imaginai de lever, avec de la cire, des moules tant des bouches qui affectaient des formes différentes, que de celles qui offraient des cas rares et de quelque intérêt. J'eus soin de répéter cette opération à toutes les phases de la dentition sur les mêmes individus. Ainsi je me procurai et pus conserver des modèles qui, étant comparés de temps à autre, indiquaient tous les changemens qui s'étaient opérés sur chacune.

Ces expériences m'ont appris, ainsi qu'aux élèves, que le chirurgien ne peut asseoir son opinion sur la manière dont s'arrangera la deuxième dentition, par la seule inspection de la bouche. Il doit y joindre celle de l'ensemble du jeune sujet. Parmi les enfans, il en est qui, promettant de grandir, donnent la présomption que les mâchoires prendront de

(1) *Voyez* mon *Traité de la seconde Dentition*, et l'ouvrage de M. Serres.

l'étendue en temps utile, tandis qu'il en est d'autres dont la chétive stature ne laisse que peu d'espoir à cet égard (1).

(1) J'ai pourtant cru remarquer que les enfans dont les molaires étaient larges et bien nourries, étaient ceux sur lesquels les dents de remplacement étaient le plus volumineuses.

M. Miel a dit avec raison, qu'il y a des enfans dont les dents primitives sont naturellement espacées, et qu'il y en a chez lesquels elles sont originairement serrées; mais en niant que sur ces derniers on les voie s'écarter aux approches du renouvellement, il est tombé dans l'erreur, et certes, si, au lieu de s'en rapporter à sa mémoire, il eût levé des modèles à différentes époques, il l'eût évitée.

On conçoit cependant que l'évasement maxillaire doit être nécessairement beaucoup moins appréciable dans le premier que dans le dernier cas; ou bien quand, ce qui produit un semblable effet, des dents de moyenne largeur succèdent à d'autres qui étaient larges. Voici, au reste, une observation recueillie le 20 février 1824, qui contredit formellement l'assertion de M. Miel.

Une demoiselle anglaise, grande, bien faite, un peu mince, âgée de seize ans, est venue me consulter, pour savoir si, en ôtant beaucoup de dents temporaires restées bien au delà du temps auquel elles devaient muer, il lui en reviendrait d'autres.

A la mâchoire supérieure, elle n'avait encore de remplacées que les deux grandes incisives. Les latérales étaient tombées, mais rien n'annonçait l'arrivée prochaine des secondaires. Les deux canines temporaires existaient, mais les deux premières bi-tuberculées étaient venues. Quant aux deux grosses molaires temporaires, elles étaient encore très-fermes, et à leur suite existaient deux molaires permanentes.

A la mâchoire inférieure, les quatre incisives, les deux canines et les deux grosses molaires temporaires existaient encore. Les deux premières bi-tuberculées étaient seulement arrivées.

Voilà donc un grand retard dans l'odontocie des organes de remplacement, ce qui est bien rare : mais il m'a fourni une intéressante occasion d'observer que l'arc antérieur maxillaire n'en avait

C'est pendant l'odontocie secondaire que se prononcent franchement les formes de la face d'où dépendent en grande partie la ressemblance des enfans avec leurs parens, ainsi que les caractères physiques qui distinguent les races principales, et même quelques nations : mais comme une foule d'exceptions se présentent à ce sujet, il faut se tenir en garde contre les illusions des naturalistes. Enfin, c'est pendant cette période que la charpente osseuse de la bouche prend des dimensions qui, je le dirai ici seulement en passant, mettent en défaut le système de l'angle facial de Camper.

pas moins acquis toute l'étendue qu'il devait avoir à cet âge, ce qui faisait que toutes les dents antérieures étaient à une distance choquante les unes des autres. Je pourrais encore fournir un certain nombre d'observations analogues recueillies à l'hospice des orphelins, et qui, quoique moins remarquables, n'en seraient pas moins concluantes.

SECTION III.

De l'agrandissement de l'arc maxillaire, considéré depuis l'époque à laquelle commence la mue des dents temporaires, jusqu'à celle du renouvellement complet.

Je viens de passer en revue les phénomènes les plus ordinaires du développement de la partie antérieure de l'arc maxillaire, considérés de deux à six ans environ; maintenant je suivrai ceux qui ont lieu progressivement, du commencement de la mue des dents temporaires, jusqu'à treize ou quatorze.

Ainsi que chacun le sait, les dents de la classe caduque ne muent pas toutes ensemble, elles suivent un certain ordre, et ne sont complétement remplacées que dans un laps de temps assez long, puisqu'il est d'environ sept à huit ans.

L'époque à laquelle la sortie des incisives médianes de remplacement s'effectue est assez variable. En effet, bien qu'elle s'opère le plus ordinairement entre six et sept ans, on la voit aussi avoir lieu dès la fin du premier lustre de la vie, tandis que de temps à autre on rencontre des cas dans lesquels elle ne s'annonce que dans le cours du deuxième.

Dans le premier cas, le renouvellement est naturel; dans le second, il est précoce, et dans le troisième, il est tardif. Quelle est la cause de ces anomalies? Je l'ignore, je dirai même plus, je n'ai pu encore établir de simples probabilités. En effet, tel enfant, à cinq ans et demi, est faible et petit, tel autre est fort et grand : cependant chez l'un et l'autre la dentition secondaire déjà se manifeste, tandis que d'autres sujets de huit ou neuf ans, se trouvant dans les mêmes conditions physiologiques, n'offrent encore aucun signe de renouvellement. J'ai vu deux exemples d'adolescens de quatorze à quinze ans dont aucune dent n'avait encore mué.

Ainsi que je l'ai dit, l'époque la plus remarquable du développement de la partie antérieure des mâchoires coïncide avec la sortie des dents de remplacement, lorsqu'elle ne s'opère qu'à temps, et elle a lieu par parties. Mais quand l'enfant est trop jeune, quelle que soit d'ailleurs sa stature, les dents se montrent avant que la *portion du cercle* qu'elles doivent occuper ait pu se mettre en harmonie avec leur largeur; en conséquence elles sortent obliquement, et très-en arrière des temporaires; mais comme Dionis, Fauchard, Brunner, Blake et autres l'ont observé, ces dents se portent peu à peu vers les lèvres, et finissent même souvent par être un peu plus en saillie que celles en arrière desquelles elles étaient d'abord.

Il n'en est pas de même si la mâchoire de l'enfant a une conformation vicieuse, ou bien quand certains germes se sont développés dans un lieu insolite. Or c'est faute d'avoir fait suffisamment attention à cette exception que l'on a préconisé les évulsions routinières.

Lorsque j'ai pu ne pas perdre de vue des enfans sur lesquels j'avais pris des mesures en fil, n'étant encore âgés que de deux à quatre ans, il m'a été possible de les présenter sur leurs bouches à toutes les phases de la dentition, afin d'en suivre exactement l'agrandissement jusqu'à la fin du renouvellement.

Mais sur ceux qui n'ont été soumis à mon inspection qu'à l'âge où la mue était sur le point de commencer, j'ai employé, de préférence, des moules en cire, parce que, les répétant de temps à autre, il me restait des objets de comparaison.

Ainsi, après en avoir agi de même sur des bouches d'enfans de six à sept ans dont les deux dents médianes commençaient à s'ébranler, j'ai mesuré la portion de cercle comprise entre les canines temporaires, j'ai attendu ensuite que les quatre incisives aient été remplacées, et que les nouvelles venues se fussent rangées convenablement, ce qui a demandé à peu près une année, alors j'ai comparé l'espace, et j'ai trouvé une augmentation de deux à quatre millimètres, et même quelquefois davantage.

J'ai aussi mesuré l'arc occupé par les quatre incisives de remplacement bien rangées entre les deux canines temporaires qui n'avaient point encore mué, à neuf, douze et même quatorze ans; les molaires temporaires existant encore aussi, et j'ai trouvé un agrandissement qui était d'autant plus étendu que les dents revenues étaient plus fortes.

Enfin, comparant l'espace jadis occupé par les six temporaires antérieures, avec celui qui l'est maintenant par six dents de remplacement sur des sujets ayant encore leurs molaires primitives, je trouve une augmentation d'autant plus grande, que ces dents de remplacement sont arrivées plus larges. Ceux sur lesquels les premières bi-cuspidées ont remplacé les petites molaires de lait avant que les conoïdes temporaires ne se fussent ébranlées, ne m'ont pas présenté l'agrandissement autre que celui qui avait été nécessaire au placement des quatre incisives, parce que la chute de la molaire temporaire avait livré un espace suffisant à la bi-cuspidée, mais l'agrandissement s'opérait entre celle-ci et les incisives, au moment où la conoïde de remplacement arrivait.

Là se bornent nécessairement mes remarques sur l'agrandissement en question, lequel, d'après ce qui précède, ne s'opère que dans l'espace occupé par les incisives et les conoïdes temporaires.

La nature, sage en tout, n'avait besoin, en effet, d'agrandir antérieurement que cette partie : car personne n'ignore que l'espace occupé par les molaires est plus que suffisant pour donner asile aux bi-cuspidées, mais elle sait tirer parti de ce superflu, ainsi que nous le verrons dans la section suivante.

Afin de compléter autant que possible la série d'expériences que j'ai faites dans cette période, j'ai recueilli, étiqueté et conservé avec soin les dents incisives et conoïdes temporaires d'une vingtaine de sujets dont la denture primitive muait à peu près à la même époque; puis, comparant au bout d'un certain temps chacun de ces petits organes avec celui qui l'avait remplacé, et s'était bien aligné, il m'a été facile de voir de combien chaque section de l'arc alvéolaire s'était agrandi. Mesurant l'ensemble des diamètres des six dents les plus antérieures de remplacement, et en faisant de même sur celles que j'avais conservées, et que j'implantais en arc dans de la cire, j'ai pu voir que l'espace s'était souvent agrandi, comme je l'ai dit, de plus de la largeur d'une conoïde. Ceux qui ne se contenteraient pas de preuves aussi concluentes, pourraient bien, ce me semble, passer pour être attaqués de cette maladie qu'on appelle entêtement, et qu'il n'est pas en ma puissance de guérir.

A toutes ces expériences, ajouterons-nous la narration de quelques faits puisés dans la pratique et qui, bien que rares, n'en sont pas moins propres à corroborer les preuves que nous venons de donner : oui, certes, et nous devons le faire, à plus d'une intention..... Une jeune dame de dix-neuf ans avait encore il y a un an et demi une grande incisive centrale droite à la mâchoire supérieure ; elle était plus en arrière que la voisine, et presque détruite par la carie : elle s'ébranla enfin, et je l'ôtai. La remplaçante s'annonçait; elle était dans une position vicieuse, c'est-à-dire que son diamètre transversal était situé dans une direction antéro-postérieure.

Elle se montra peu à peu davantage, et l'emplacement, qui d'abord était extrêmement étroit, s'est agrandi de plus de moitié, et a permis que je ramenasse cette dent dans le rang, en lui imprimant un mouvement de sémi-rotation, lorsqu'elle fut complétement poussée. Je me rappelle un cas analogue, lequel fut observé par Ricci et qu'il me fit voir il y a vingt ans environ.

SECTION IV.

Des évolutions des dents d'adultes, et de l'influence qu'elles exercent sur l'harmonie de la denture.

Nous avons vu précédemment que les mâchoires présentent des formes primordiales variables, maintenant nous devons examiner en quoi elles influent sur l'alignement des dents de remplacement.

Que l'on jette un coup d'œil sur les planches des ouvrages de Hunter, de Blacke, de M. Serres, et sur celles de mes ouvrages, on y verra que la position des germes de cette serie d'organes, est telle que les antérieurs sont situés plus en dedans de la bouche que les dents temporaires; on y observera que les six qui sont les plus rapprochés de la ligne médiane s'entre-recouvrent en partie; or, c'est seulement à mesure que l'enfant s'approche de l'époque de la mue, que l'imbrication diminue.

Les nombreuses dissections que j'ai faites, et fait répéter, m'ont donc mis à portée de reconnaître que les dents de remplacement exécutent cinq sortes d'évolutions.

J'appelle la première *maxillo-gyngivale*, la seconde *mediani-condyloïdienne*, la troisième *linguali-labiale*, la quatrième de *pivotement* et la cinquième *condyloïdo-médiane.*

L'harmonie de ces évolutions est constamment subordonnée aux formes primordiales de la charpente osseuse des mâchoires.

1° *De l'évolution maxillo-gyngivale.*

Les dents de l'homme se développent dans l'intérieur de la mâchoire, et leurs couronnes seulement sont enveloppées d'une petite matrice, contenant aussi un fluide particulier, lequel me paraît, quoi qu'on ait dit, n'avoir d'autre usage que d'agrandir cette poche, aux dépens d'un col dont les parois sont fortement rapprochées, et dont l'orifice, fermé par une pellicule assez résistante, est situé dans la couche muqueuse de la gencive.

L'évolution maxillo-gyngivale des vingt dents de remplacement s'exécute au moyen du ratatinement de toutes les parties de cette matricule, ainsi que je l'ai fait représenter *d'après nature* dans mon *Traité de la seconde Dentition*, c'est donc une véritable progression qui cesse quand le collet de la couronne est arrivé au niveau de la gencive.

2° *De l'évolution médiani-condyloïdienne.*

Dans toutes les mâchoires dont l'axe est bien développé, les huit dents antérieures de remplacement sont à la fois penchées vers la ligne médiane et vers les organes caduques; mais à mesure que les os grandissent, la perpendicularité des dents s'établit, et elles reculent vers l'articulation temporo-maxillaire; de là résulte l'effacement de l'imbrication primordiale, effacement qui est souvent complet avant que la mue des temporaires ne commence. Cependant, chez la majeure partie des enfans, non-seulement la désimbrication n'est pas encore tout-à-fait opérée après la chute de celles auxquelles elles succèdent; mais même elle ne s'effectue que dans les années suivantes.

Plus les mâchoires s'éloignent de la forme parfaite, plus aussi l'imbrication est grande; au point même que sur celles qui sont en bec, certaines dents sont complétement hors de rang, et conservent cette fâcheuse situation après qu'elles se sont élevées au-dessus des gencives.

3° *Évolution linguali-labiale.*

Un autre mode d'évolution des dents consiste dans leur progression de dedans en dehors : c'est-à-dire, de la langue vers les lèvres ; celle-ci s'exécute à mesure que l'absorption de la paroi postérieure des alvéoles et des racines des dents temporaires a lieu.

Cette marche est des plus curieuses à suivre. Elle est telle que la dent parcourt souvent en ce sens un espace qui peut avoir de deux à quatre millimètres (une ou deux lignes) d'étendue, de sorte que j'ai vu nombre de fois des incisives inférieures, par exemple, se montrer très en arrière des temporaires, et finir non-seulement par s'intercaller dans le rang de celles-ci, mais même par décrire une portion d'arc plus avancée et qui laissait sensiblement le leur en arrière (1).

(1) Ce fait, et tant d'autres que j'ai recueillis et que j'ai consignés dans mon *Traité de la seconde Dentition*, démontrent la propriété absorbante de ces petits corps comme charnus que l'on trouve entre les dents qui viennent de muer et celles qui vont les remplacer. Je ne conçois pas comment MM. Duval et Le Maire ont pu contester l'usage auquel la nature les a destinés, car elle ne fait rien d'inutile; et, puisqu'ils se forment, ils doivent en avoir un, ainsi que Bourdet l'avait pressenti ; or, puisqu'ils admettent que la racine disparaît par absorption, il faut bien que des vaisseaux l'opèrent. Il n'est donc pas nécessaire d'aller se perdre avec Bunon et même Jourdain, dans le vague des hypothèses. C'est par la dissection que j'ai connu la vérité ; que nos adversaires en fassent autant, et ils verront comme j'ai vu. Au surplus, des mâchoires de veau et de cochon peuvent servir à ce genre de recherches.

Ces petits corps fongeux, formés, comme je l'ai fait voir, par le

4° *Évolution de rotation.*

Il est une troisième évolution particulière aux incisives et aux canines : c'est celle de rotation sur leur axe ; en effet, sans celle-ci, ces dents, au lieu de présenter le diamètre transversal de leur couronne parallèle à celui de la bouche, offriraient un de leurs bords vers les lèvres, ainsi qu'on le remarque sur certains de ces petits organes qui ont retenu cette situation insolite.

5° *Évolution mediani-condyloïdienne.*

Nous avons maintenant à parler d'une marche qui, sans être étrangère aux autres dents, est pourtant plus particulière à la deuxième bi-cuspidée.

ratatinement des cols des matricules des dents de remplacement, se grippent quelquefois si intimement aux temporaires, qu'ils sont lacérés en enlevant ces dents, avec lesquelles il en vient parfois des portions assez grosses, c'est surtout quand on ôte des grosses molaires de lait qu'on a occasion d'observer ceci.

MM. Duval et Le Maire ont attaqué en faux, et déclaré de pure invention les fig. 19, 20 et 21 de mon *Traité de la seconde Dentition*, lesquelles montrent la matrice ou matricule dentaire pendant les diverses phases de l'odontogénie. Ce dernier auteur même, a gourmandé mon savant ami M. Jules Cloquet, d'avoir admis, dans son grand traité, ce qu'il appelle mes *erreurs anatomiques et physiologiques ;* si ces messieurs se fussent donné, comme lui, la peine de répéter les injections délicates, les minutieuses dissections que je fais chaque année pour éclairer les élèves sur la stomatonomie, ils se seraient épargnés de stériles dénégations, non-seulement sur ce point, mais encore sur beaucoup d'autres.

Tout le monde sait maintenant que cette dent succède seule à la deuxième ou grosse molaire temporaire. Aucun anatomiste n'ignore non plus que la remplaçante se développe entre les racines de celle qui doit être expulsée. Or, quand cette molaire est tombée, la bi-cuspidée se trouve dans un espace trop vaste pour elle; en conséquence, elle se porte vers la ligne médiane, et se tasse contre la première; mais, attendu qu'il resterait un vide en arrière, la dent ou les dents molaires permanentes qui se trouvent après, exécutent un mouvement semblable.

C'est cette progression de la dernière bi-cuspidée et des suivantes, qui, ayant échappé tant à Hunter qu'à Fox, à M. Miel qu'à M. Duval, leur a fait déduire une conséquence fausse, que je combattrai bientôt, de ce qui est à peu près vrai (1), savoir : « *que l'arc occupé par les dix* « *dents de remplacement est égal à celui que décrit* « *la classe des temporaires.* »

Mais ces derniers veulent-ils acquérir la preuve de ce que je viens de dire, qu'ils mesurent avec un fil un arc contenant dix dents,

(1) Je dis *presque vrai*, parce qu'il n'en est pas toujours ainsi; par exemple, quand des dents de remplacement d'une grande largeur succèdent à des temporaires de petit ou de moyen diamètre, ou bien quand l'inverse à lieu, ce qui met nécessairement à tout instant en défaut, le calcul de *Hunter* et de ses adhérens.

dont les huit seulement plus rapprochées de la ligne médiane, se sont renouvelées (ce qui constitue le deuxième et le troisième mode de la seconde odontocie, dont il va être parlé ci-après); ils verront que l'arc est plus grand qu'il ne sera par la suite. Pour en être certains, qu'ils conservent cette mesure soigneusement, afin de la comparer avec celle que leur donnera la même expérience lorsque, la dernière molaire de lait ayant mué, la seconde bicuspidée ainsi que les molaires permanentes, seront en contact avec celles qui sont situées plus en avant; et ils reconnaîtront que l'étendue aura diminué de toute la différence qui existe entre le volume de la dernière arrivée et celui de celle qu'elle a expulsée. LE MOT DE L'ÉNIGME ÉTAIT DONC LA.

Si on veut abréger le temps de l'expérience, que l'on mesure avec un fil l'étendue qui existe, à partir de l'entre-deux des incisives médianes, et la première permanente, d'un côté de mâchoire dont une ou deux molaires temporaires auront été enlevées dans un âge tendre, et que l'on répète la même chose du côté opposé, au moment où ces mêmes dents, restées en place, annonceront des dispositions à muer; on verra qu'à l'évolution signalée ci-avant, sera due la déviation forcée d'une bi-cuspidée, dont tout ou partie de la place aura été envahie.

Ainsi donc, lorsque j'ai engagé les gens de l'art à ne sacrifier prématurément les temporaires que dans le cas de maladie grave du péri-odonte de ces organes, j'avais non-seulement pour motif de conserver à l'enfant les instrumens de la mastication, dans un âge où il en a tant besoin; mais aussi que l'arrangement futur des dents de remplacement occupait mon esprit.

A ces vérités, je joindrai les suivantes : cinq dents étant destinées à muer de chaque côté de la ligne médiane, elles ne suivent point, dans cet acte, l'ordre de leur position. Cette révolution ne commence ordinairement qu'après l'arrivée de la molaire permanente au-dessus des gencives, et celle-ci forme une *sorte d'arc-boutant*, à l'extrémité de la classe des temporaires.

Ensuite commence la mue, laquelle affecte un des modes suivans. (*Voyez* pl. 5.)

Premier mode. Incisives centrales, incisives latérales, petite molaire, canine, grosse molaire. (*Voyez* fig. 9.)

Deuxième mode. Incisives centrales, incisives latérales, canine, petite molaire, grosse molaire. (*Voyez* fig. 10.)

Troisième mode. Incisives centrales, incisives latérales, petite molaire et canine, en même temps. (*Voyez* fig. 11.)

Quatrième mode. Incisives centrales, incisives latérales, petite molaire, grosse molaire, canine. (*Voyez* fig. 12.)

Cinquième mode. Incisives centrales, incisives latérales, puis la canine, la petite et la grosse molaire, en même temps. (*Voyez* fig. 13).

Sixième mode. Incisives centrales, incisives latérales, grosse molaire, petite molaire et canine, ou canine et petite molaire. (*Voyez* fig. 14.) (1)

Irrégularités. J'ai recueilli quelques observations, dans lesquelles ces modes sont intervertis. Par exemple, quand l'une des molaires ou les canines sont remplacées avant les incisives, etc.

Ces Messieurs, qui ont dû observer ceci comme moi, n'en ont tiré pourtant aucune conséquence; ils n'ont vu que l'ensemble, tandis qu'on ne pouvait arriver à la vérité, que par l'étude des détails.

On rencontre encore des dents retardataires,

(1) Ceci prouve combien est incomplet l'article que M. Serres a donné sur ce sujet dans son *Essai sur l'anatomie et la physiologie des Dents*, car il ne reconnaît que le second mode, et croit avoir fait une découverte. Heureusement ce savant a d'autres titres à la gloire que ce petit ouvrage.

lesquelles ne se montrent souvent que dix ou douze ans plus tard qu'elles n'auraient dû le faire ; elles déterminent la chute ou le simple déplacement de la primitive. Cependant, de l'ébranlement de celle-ci, restée en place au delà du temps ordinaire, il ne s'ensuit pas toujours qu'une remplaçante se présentera : car j'ai recueilli des exemples, que des dents sont tombées par destruction de leur racine, sans que pour cela elles aient été remplacées (1).

Récapitulation. Premier mode, fig. 9. L'incisive médiane est donc la première remplacée; après celle-ci, c'est le tour de la latérale.

(1) Jourdain, dans son *Essai sur la formation des Dents*, a rapporté l'observation d'une personne « de 85 à 86 ans, qui avait encore les « petites molaires chancelantes, comme si dans ce moment elles eus- « sent été aux approches de leur chute. » Voilà donc un homme auquel on aurait rendu un fort mauvais service si on lui eût enlevé ces organes dans l'adolescence, tel motif qu'on eût prétexté.

A l'instant où j'écris (20 avril 1826), je viens de lever un moule sur la mâchoire inférieure d'un monsieur âgé de 45 ans, lequel avait encore une grosse molaire enfantille de chaque côté, passablement cariée et qui lui donnait de fréquentes fluxions; je les lui ai ôtées et je les ai placées sur le modèle, afin de le conserver dans ma collection.

Remarquons en passant que ce monsieur est de petite taille, qu'il a une petite tête et des mâchoires proportionnées. La supérieure est ovale, et les dents y sont bien rangées.

Mais la partie antérieure du processus alvéolaire de la diacranienne est un peu aplatie, ce qui fait que les dents y sont très-serrées, néanmoins il n'en est aucune qui soit sensiblement hors de rang, et si cet arc était un peu plus cintré, elles y seraient fort à l'aise.

Sur les deux tiers au moins des sujets, la première bi-cuspidée remplace la petite molaire de lait avant que la canine temporaire ne tombe, ce qui ne doit pas être perdu de vue. Cette bi-cuspidée est ordinairement du même volume que la dent remplacée; elle se trouve donc juste pour l'espace qui vient de lui être cédé; d'un côté, elle touche la canine temporaire, et de l'autre, la grosse molaire de même classe. Aucune aisance pour la conoïde de remplacement, ne résulte, par conséquent, du changement qui vient de s'opérer.

Quand la première bi-cuspidée est venue, c'est ordinairement, avons-nous dit, la canine de lait qui mue: or, on sait qu'elle est beaucoup plus petite que celle de la deuxième dentition; en conséquence, cette dernière ne peut s'intercaler dans le rang, que si l'élargissement de la partie de la mâchoire qu'elle occupe s'effectue, sinon elle pousse en saillie, et y reste tant que cet effet ne s'opère pas.

Deuxième mode, fig. 10. Lorsque la conoïde mue, avant que la première molaire ne l'ait remplacée, la canine secondaire ne peut encore se mettre en rang, que par l'agrandissement de cette portion de l'arc, et il est certain qu'il a lieu, car sur un grand nombre de bouches, l'alignement s'établit sans aucun aide.

Troisième mode, fig. 11. Quand il arrive que la canine et la première molaire de lait tombent en même temps, la bi-cuspidée s'empare de la portion du vide qui était occupée par la molaire, et ce qui reste s'agrandit; car il ne serait pas suffisant pour la conoïde à venir.

Quatrième mode, fig. 12. Lorsque la première et la deuxième bi-cuspidées sont en place, avant la mue de la conoïde temporaire, et que la première molaire permanente a effacé, par sa progression en avant, tout le vide, il faut bien que la mâchoire s'évase pour se prêter à l'alignement de la canine secondaire.

Cinquième mode, fig. 13. Il arrive que les deux bi-cuspidées et la canine sortent simultanément, et, dans ce cas, l'espace résultant de la chute des trois temporaires, est, cette fois, partagé à l'amiable entre les remplaçantes, et alors l'évolution condyloïdo-médiane des molaires permanentes est nulle, ou à peine appréciable.

Sixième mode, fig. 14. Mais voici une circonstance dans laquelle il faudrait être tout-à-fait aveugle pour ne pas reconnaître à la fois, 1° l'agrandissement de l'espace occupé par la canine ; 2° la progression de la deuxième bi-cuspidée ; 3° celle de la molaire permanente. C'est quand la grosse molaire temporaire tombe, un certain laps de temps avant le renouvellement de la petite molaire et de la conoïde. Dans ce cas, en effet, la deuxième bi-cuspidée vient se tasser contre la première molaire de lait, tandis que la permanente serre bientôt de près la nouvelle venue : or, je le demande, si l'agrandissement ne fournissait pas de la place à la canine de deuxième dentition, comment se rangerait-elle? (1)

En général, si une temporaire qui vient de muer n'est pas bientôt remplacée, l'espace qu'elle occupait est envahi par les voisines (2), l'antérieure reculant, la postérieure avançant, de sorte que la retardataire est obligée de se jeter, soit en dedans, soit en dehors du cercle. Hunter lui-même en est convenu; mais, ce que la prévention et le système qu'il suivait l'avaient empêché d'apercevoir, c'est que ces déviations avaient particulièrement lieu sur les sujets dont il avait ôté les molaires temporaires de trop bonne heure.

L'évolution condyloïdo-médiane avait été particulièrement signalée par Blake, et elle a été également reconnue par M. Duval, qui a dit,

(1) J'espère que ces messieurs ne nieront pas que cela a lieu, car ils se mettraient en opposition avec une observation toute vulgaire.

(2) Ceci est de la plus haute importance à connaître, afin de se prémunir contre cette fausse idée, que l'on peut enlever les dents temporaires dès la plus tendre enfance, sans qu'il puisse en résulter de mal.

à la page 72 de sa critique, que celle des deuxième et troisième grosses molaires, peut même avoir pour effet de déranger les dents antérieures. Blake a observé qu'elle dure toute la vie. A l'instant où j'écris, j'en ai sous les yeux un exemple des plus remarquables, sur un monsieur d'excellente constitution, âgé de soixante-dix-huit ans, qui, il y a quelques années, avait toutes les dents parfaitement rangées; mais la progression dont il est question a fini par déplacer les deux latérales incisives supérieures, de sorte que, devenues hors de rang et par conséquent gênantes, il a été obligé de les faire ôter. Un des modèles en cire que j'ai présentés à l'Académie, et que je possède encore, en offre aussi un exemple, pris sur un jeune sujet qui, étant tombé sur la face, eut jadis une dent grande incisive enlevée. On peut vérifier que l'espace qu'elle occupait a été envahi par celles qui suivaient; car, en examinant ce modèle, on aperçoit de suite que la première molaire est rapprochée de la ligne médiane de tout le volume de la dent manquante, ce qui, soit dit en passant, n'a pas empêché que les canines ne soient sorties d'une manière insolite.

Les dents peuvent aussi, principalement dans le jeune âge, se porter de la symphise vers le condyle, ainsi que le prouve l'inspection de quelques bouches (1); et c'est d'après cette connaissance que le chirurgien peut faciliter le placement d'un organe en saillie, soit en ôtant le voisin, soit même en enlevant un de ceux qui en sont le plus éloignés.

Blake pense qu'après vingt ans le sommet des dents se penche seulement l'un vers l'autre: c'est une erreur; les dents peuvent se rapprocher sensiblement sur des individus de tout âge; néanmoins, celle qui est en arrière de la brèche me semble marcher plus que l'antérieure. C'est ainsi que, sans s'asservir à aucune règle, la nature sait varier ses moyens, tant pour effacer le vide qui résulterait, dans le plus grand nombre des cas, du remplacement de temporaires larges par des dents de moindre volume, que pour réparer certains accidens, ou même redresser les écarts auxquels elle est sujette.

La progression de toutes les dents, du fond de la bouche vers la ligne médiane, amène le

(1) Cette progression s'observe chez quelques personnes de vingt-cinq à trente ans, de constitution éminemment sanguine; elle s'opère particulièrement dans la partie la plus antérieure de l'arc dentaire, de telle sorte que l'écartement des dents centrales incisives augmentant graduellement, peut, au premier aperçu, faire croire à l'absence de deux, trois ou quatre dents.

Le meilleur moyen de s'opposer à cette défectuosité, est de contenir ces organes par quelque moyen mécanique.

contact qui s'établit entre les côtes de leurs couronnes; contact qui est tel, que ces parties se frottent dans la mastication, quoique d'une manière imperceptible, et qu'il finit par déterminer à la longue le changement des formes primordiales; de sorte que, de sphéroïdes qu'elles étaient primitivement, les couronnes des bi-cuspidées et celles des molaires deviennent presque quadrilatères avec l'âge (1).

(1) Les conséquences d'un phénomène étant connues, le chirurgien doit savoir en tirer parti; or, dans le cas où un sujet de dix à quinze ans, vient à perdre une des dents antérieures de seconde dentition, soit entièrement, par évulsion accidentelle, soit partiellement comme dans la carie, ou par la fracture de la couronne dans une chute, on peut enlever la racine, si elle reste, et être certain que la brèche s'effacera en totalité avec le temps, quelle que soit d'ailleurs la forme de la bouche et la largeur des dents. J'ai recueilli à ce sujet une quantité suffisante d'observations pour qu'il ne me reste aucun doute sur ce point de pratique.

SECTION V.

Parallèle entre le système présenté par les partisans de Hunter, et la méthode naturelle que j'ai décrite dans mon Traité de la seconde Dentition.

De ce qui a été dit dans les quatre sections précédentes, il résulte que l'agrandissement de la partie occupée par six des dents temporaires est démontré irrévocablement ; mais, comme je l'ai déjà dit, cette vérité serait toute physiologique, si le chirurgien n'en tirait aucune conséquence : or, c'est justement dans la pratique qu'il reconnaîtra l'avantage de s'en être pénétré ; car deux méthodes ont été proposées pour diriger la deuxième dentition.

L'une fut d'abord l'enfant de l'ignorance des barbiers-chirurgiens du moyen-âge ; mais l'autorité de Hunter, de Bunon, de Bourdet, lui donnèrent une consistance telle, que Fox, MM. Duval, Miel, Serres, et autres gens d'ailleurs habiles, la recommandent dans leurs écrits : mais *quod ab initio non valet, tractu temporis convalescere nequit.*

J'ose espérer cependant que ce qui précède a démontré la futilité du raisonnement sur lequel elle est échafaudée; elle ne peut donc être que parsemée d'écueils et de déconvenues. Or ceux qui, par quelque motif que ce soit, ont persisté dans leur aveuglement, n'ont guère à se plaindre de ce que les enfans, qui voient leurs procédés mis en usage indistinctement sur eux et leurs jeunes camarades, ne regardent celui qui les torture ainsi, non comme un ami de l'humanité, mais bien comme un être malfaisant, dont l'impitoyable main est toujours prête à jouer du davier.

L'autre, que Celse, Dionis, Fauchard et La Forgue approuvaient, que Hudson, Blake et quelques autres, au nombre desquels je me trouve, ont recommandée, est le fruit de l'étude de la nature, et non point de l'imagination (1) : elle exige peu d'opérations. En conséquence, il est important d'en établir le parallèle, afin de mettre les gens sans prévention à même de choisir celle des deux qui est préférable.

Comme nous savons que l'évasement de l'arc maxillaire occupé par les six dents temporaires

(1) Le temps n'a donc point consacré la première, ainsi que l'a dit M. Duval dans sa critique; elle fut au contraire blâmée à diverses époques, par des hommes dont le savoir est encore un objet d'admiration pour le monde médical.

antérieures n'a point été reconnu par eux, nous ne pouvons nous étonner qu'ils aient supposé que la nature avait ménagé au même nombre de remplaçantes la ressource de se partager le surcroît de place que ne peuvent occuper les bi-cuspidées après la chute des molaires caduques, et cette double erreur les a conduits à exiger des enfans le sacrifice alternatif et anticipé de toutes leurs dents primitives, sous peine d'avoir une denture adulte irrégulière.

Voici comment s'explique Hunter sur ce sujet : « D'après la manière dont les dents temporaires sont chassées, il est évident que leur « chute ne sera pas d'un grand avantage pour la « sortie plus facile de celles de dessous; car, en « général, elles tombent avant que les autres ne « puissent les toucher; or il est souvent beaucoup plus avantageux d'enlever la voisine temporaire; car nous avons été convaincus par ce « qui précède au sujet du changement des dents, « qu'excepté les cas où toutes tombent en même « temps, et que l'ordre de la mue, c'est-à-dire, « de devant en arrière, est interverti, les dents « incisives et cuspidées de la seconde dentition « seront serrées, jusqu'à ce que les molaires « soient également tombées. C'est pourquoi nous « trouvons avantageux d'arracher la dent temporaire qui se trouve plus loin, et il serait peut-

« être convenable d'enlever au moins la pre-
« mière molaire, et même, peu de temps après,
« la seconde. »

En réponse à ceci, Blake s'exprime à peu près en ces termes, pages 51 et 52 de son *Essai* :

« Si M. Hunter eût été tant soit peu praticien
« dans cette branche de la chirurgie, il eût pu
« observer fréquemment, sur des enfans de six
« à sept ans, dont les dents temporaires ne sont
« point encore tombées, de larges espaces entre
« les incisives, qui étaient jadis presque en con-
« tact. J'ai vu cent cas dans lesquels les incisives
« poussaient d'abord irrégulièrement ; mais,
« dans un fort court espace de temps, elles
« devenaient parfaitement rangées, sans aucun
« moyen mécanique. »

M. Duval, qui n'a pas plus connu les causes véritables du vicieux arrangement des dents sur quelques sujets, que le célèbre chirurgien anglais que j'ai cité plusieurs fois, a emprunté à M. Miel le dilemme suivant (1), « 1° *Si, sur un*
« *enfant de deux ans, l'on prend la mesure de l'es-*
« *pace occupé par les dix dents temporaires, et qu'on*
« *le compare à celle qui provient de cette même*
« *opération faite sur la portion d'arc contenant les*

(1) Tome 7e des *Mémoires de la Société médicale d'Émulation*.

« *dix dents de remplacement d'un adulte, on trouve* « *qu'elles sont égales; 2° L'espace occupé par les* « *quatre incisives et les deux canines temporaires est* « *à peu près égal à celui des quatre molaires de la* « *même classe (deux de chaque côté); 3° Après le* « *renouvellement des dents, les six antérieures* « *adultes occupent environ les trois cinquièmes de la* « *totalité de l'arc, tandis que les quatre bi-cuspidées* « *(deux de chaque côté), n'en occupent plus que les* « *deux cinquièmes; 4° Les quatre incisives, plus les* « *deux canines adultes, n'occupent pas plus de place* « *que les quatre molaires de lait* [1] *(deux de chaque* « *côté); 5° Les quatre bi-cuspidées (deux de chaque* « *côté), n'occupent pas plus de place que les quatre* « *incisives temporaires, d'où il résulte cette équation* « *algébrique : l'ensemble des dents dont le volume* « *va en augmentant de devant en arrière, représenté* « *par les chiffres, 1, 2, 3, 4, 5, est égal à l'en-* « *semble des dents de remplacement représenté par* « *5, 4, 3, 2, 1, dont la grandeur va en dimi-* « *nuant; donc il faut aider l'arrangement des* « *quatre incisives, qui sont plus volumineuses, en* « *ôtant les* six autres, *après quoi* le sacrifice alter- « natif de deux molaires de lait, *facilitera l'ar-* « *rangement de la conoïde et des deux bi-cuspi-* « *dées.* »

Assurément, pour quiconque n'a point de connaissances physiologiques, et surtout pour ceux qui n'auront pas retenu ce que les expériences que j'ai rapportées précédemment ont appris, l'arithmétique de M. Duval (pour me servir de l'expression de M. Le Maire) (1), paraîtra concluante; mais malheureusement pour les inventeurs de figures mathématiques appliquées à l'étude des phénomènes de la vie, il est rare qu'on ne puisse pas leur en opposer qui en détruisent les corollaires, et ce sont même souvent leurs propres paroles qui servent d'armes pour les combattre.

Par exemple, n'est-il pas curieux de voir M. Duval, qui vient de dire que 1, 2, 3, 4, 5, représentant la première dentition, égalent, 5, 4, 3, 2, 1, représentant celle de remplacement : qui prescrit d'enlever 1 et 2, pour placer 1; 3, pour placer 2; et enfin 4 et 5, pour aider l'arrangement de 3, 4 et 5, et tout ce *remue-ménage* devant être fait *sous peine d'avoir la bouche mal rangée*, convenir ailleurs que sa proposition algébrique est entachée du plus grand vice; c'est-à-dire qu'*elle est fausse*.

En effet, elle contient en elle-même le prin-

(1) Que devient-elle en effet lorsque, comme l'observe fort judicieusement ce chirurgien-dentiste, les dents incisives ou canines de remplacement sortent de près de moitié plus larges que les temporaires? Nous livrons cette remarque à la *raison et à l'expérience* de M. Duval.

cipe de sa destruction; car si l'espace qui renferme *cinq dents de lait*, lesquelles sont bien rangées sur la majeure partie des enfans, quelle que soit la forme de l'arc maxillaire, est égal à celui que devront prendre les *cinq dents de remplacement*, cet espace suffirait constamment, lorsque les dents primitives seraient enlevées, et il ne deviendrait pas nécessaire d'en arriver jamais au sacrifice d'une *bi-cuspidée*. Or, M. Duval, pressé par sa conscience, déclare peu après que les évulsions nombreuses et anticipées qu'il conseille ne suffisent pas encore toujours, *et qu'il devient souvent nécessaire de sacrifier de bonne heure une bi-cuspidée, sans quoi le jeune sujet pourrait bien paraître avoir deux rangées de dents.*

Mais la règle de M. Duval est tout-à-fait en désaroi, quand, ainsi que M. Serres l'a justement fait observer d'après Camper et Sanctorius, il existe une ou plusieurs incisives ou canines surnuméraires qui se sont bien rangées; attendu que l'arc antérieur a dû s'agrandir de tout l'espace nécessaire à leur placement (1).

Notre très-honoré confrère ne se fourvoie pas

(1) J'ai fait dessiner de ces anomalies dans mon *Traité de la seconde Dentition*, mais MM. Duval et Miel n'en ont pas moins persisté dans leurs idées.

moins lorsqu'il pense que la nature ayant donné aux enfans deux dents molaires (de chaque côté), plus larges que les deux bi-cuspidées destinées à les remplacer, elle a eu l'intention d'accorder le surcroi de place qui résulte de leur chute, aux incisives et aux canines adultes; car souvent toutes celles-ci sont en place et parfaitement rangées avant que celles-là ne tombent. D'ailleurs, s'il veut se donner la peine de le vérifier avec un compas, il reconnaîtra que la deuxième molaire de lait seulement pourrait favoriser l'arrangement, attendu que la première bi-cuspidée est d'un volume égal à la première molaire caduque, remarque qui, au reste, n'est pas nouvelle, car Dionis l'avait faite. Il faudrait donc que la différence de volume qui existe entre la grosse molaire temporaire et la bi-cuspidée qui lui succède, pût seule suffire au placement des six dents antérieures dont le diamètre de chacune excède au moins d'un tiers celui de sa devancière (1) : or, comme cela ne peut être, l'argument de M. Duval est ruiné de toutes parts.

Voyons s'il est plus heureux dans le choix des articles qu'il a extraits d'auteurs qu'il croit

(1) Quoique les dents molaires caduques soient plus grandes à la mâchoire inférieure qu'à la supérieure, cela ne change rien à l'ensemble de ces remarques.

avoir été de même avis que lui. Il cite Bunon, qui a dit : « Tous les enfans qui ont les mâchoi-« res bien conformées, je veux dire d'une juste « étendue, cintrées régulièrement, et les dents « de lait bien rangées, ont les dispositions les plus « favorables pour faire espérer que leurs dents « s'arrangeront dans un bel ordre, et qu'elles « seront moins sujettes à la carie ; au con-« traire, ceux qui ont les mâchoires étroites et « les dents trop serrées, ont évidemment des « dispositions à avoir les dents nouvelles fort « mal arrangées. » D'où M. Duval part pour en revenir toujours à ses idées favorites, savoir : « Lorsque vous apercevez une dent nouvelle « dont le volume excède la capacité de la place « qu'occupait la première, il faut la mettre à « son aise, en ôtant les deux voisines, sans atten-« dre qu'elles tombent naturellement : *en ôtant « ces dents à propos*, dit-il, on facilite la venue « des autres, et on leur ménage une place com-« mode. *Les canines sacrifiées* aux incisives, et *les « petites molaires* aux canines, leur laissent une « espace libre pour prendre d'elles-mêmes un « bel arrangement. »

Or, comme toujours les incisives et les canines de remplacement sont plus volumineuses que les temporaires, il s'ensuit que M. Duval en agit de la sorte sur tous les sujets.

Au reste, l'exemple rapporté par M. Duval, est mal choisi : car Bunon ne s'était pas embarrassé d'apprendre si les mâchoires s'agrandissaient ou non ; il n'avait vu que trois choses : 1° Un arc bien fait, dans lequel semblaient devoir se placer convenablement les nouvelles dents sans aucun aide ; 2° Un arc mal fait, dans lequel elles ne pouvaient être contenues, à moins que le chirurgien n'y mît la main; 3° Des dents trop larges pour se bien aligner dans tel arc que ce fût.

Mais, que cet arc soit bien ou mal fait, j'ai fourni la preuve que jamais les dents n'y seraient à l'aise, si l'étendue qu'il a dans l'enfance n'augmentait à l'époque du renouvellement : donc toutes les opérations que conseille notre critique ne sont que déceptions. Hunter l'avait bien senti, quand il se vit obligé de recommander parfois l'évulsion des premières molaires permanentes.

Comment se fait-il qu'un homme aussi réputé que M. Duval, n'ait pas su réduire à leur juste valeur les conseils des chirurgiens anglais, aussi bien que ceux de Bunon et de Bourdet, auxquels il était si facile d'opposer la simple expectation.

En effet, car on ne saurait trop se répéter, combien de petits paysans, de huit à dix ans, pour lesquels les dentistes n'ont jamais été consultés, ont les incisives et les canines de seconde dentition bien alignées, quoiqu'elles soient larges, *quelquefois même excessivement larges*, et que les molaires caduques soient encore fort solides dans les mâchoires (le docteur Blake a fait la même remarque). Comment a-t-on pu perdre de vue que les dents, muant par séries, à des époques différentes, et l'entier renouvellement n'étant effectué qu'à douze ou quatorze ans, ce n'était qu'à cet âge que l'on pouvait raisonnablement désirer qu'il existât? Je le réitère, si ce qu'a dit Hunter et ses partisans était vrai, aucune dentition ne serait bien rangée qu'après la mue de la deuxième molaire; car toujours celles de seconde dentition qui sont situées plus près de la ligne médiane sont plus larges que les primitives, et jamais, hors le cas de maladie fort grave des gencives, toutes les dents ne tombent au même moment.

J'ajouterai encore qu'ayant vu nombre d'enfans sur lesquels les molaires et les canines temporaires avaient été enlevées bien avant l'époque naturelle de la mue, soit parce qu'elles donnaient de la douleur, soit même pour se conformer au conseil d'Hunter, ils n'en ont pas moins eu la seconde denture fort mal alignée, quoique plusieurs ne m'offrissent aucun vice primordial de l'arc maxillaire; or, comme c'est pour eux que j'ai été plus particulièrement requis d'enlever des sur-dents, je suis fondé à penser que d'intempestives et inutiles opérations ont empêché un développement nécessaire.

Les chirurgiens qui enlèvent ainsi les dents de lait, sous le seul prétexte qu'il en revient d'autres à la place, oublient que la nature, en donnant des dents primitives, n'a pas eu seulement l'intention de parer la bouche de l'enfant; ces organes y sont pour mâcher, et tout jeune sujet qui n'exécute pas facilement cette opération, dépérit au lieu de se fortifier : j'en pourrais citer plus d'un exemple.

Je sais bien qu'après avoir ainsi enlevé les dents temporaires, les auteurs en question ont vu souvent le bel arrangement de celles de remplacement s'opérer, et c'est justement cela qui les a aveuglés. Semblables à la *Mouche du Coche*, ils se sont fait illusion en l'attribuant à leurs opérations; mais si (comme je crois l'avoir démontré) la forme de l'arc maxillaire influe sur l'alignement des dents, et si, à volume égal, elles se placent constamment bien dans celui qui s'approche du plein cintre, et toujours mal dans celui qui est anguleux, quoique de même étendue, quelle que soit d'ailleurs la méthode que le chirurgien aura adoptée, à quoi bon toutes ces opérations? Lorsque je les ai blâmées, c'est que j'avais observé ce qui suit nombre de fois.

Quatre incisives de deuxième dentition, qui avaient été indubitablement assez serrées pour qu'on eût trouvé indispensable d'enlever les conoïdes temporaires, se sont peu à peu séparées les unes des autres, et ont formé une sorte d'éventail, de sorte que la place des canines de remplacement ne se trouvant plus, elles sont sorties en saillie; cependant il m'a été facile de la leur rendre entièrement, en rapprochant les incisives les unes des autres. Or, je ne puis qu'être étonné comment des hommes, au mérite desquels je me complais à rendre hommage, quoique je n'en aie pas été toujours bien traité, n'aient pas cent fois avant moi fait cette remarque. Mais non, ils discutent, et la haute idée qu'ils se font de leur expérience, les empêche de s'apercevoir que ces sur-dents, qui sont si fréquentes dans les classes aisées de la société, et si rares dans les inférieures, sont uniquement dues, chez les sujets bien conformés, à l'évulsion prématurée qui a été faite des temporaires, et qu'enfin l'odontocie partielle des bi-cuspidées est souvent retardée par ces manœuvres.

D'ailleurs a-t-il pu leur échapper que cette théorie a rendu brèche-dents, et pour la vie, des enfans sur lesquels un des organes immédiats de la mastication n'avait pas été remplacé; ce n'était donc pas sans raison que le judicieux Fauchard l'avait rejetée.

Mais voilà bien d'autres phénomènes fâcheux, auxquels ont donné lieu cette manière d'ôter les dents temporaires trop tôt.

J'ai rencontré quatre ou cinq exemples d'avortement de germes d'incisives latérales de remplacement, lesquels ont donné lieu à une transposition d'organes analogue à celles dont plusieurs auteurs nous ont transmis l'histoire. Les canines, poussées vers le vide par les évolutions condyloïdo-médiane et linguali-labiale finissaient par venir l'occuper: passant ainsi en avant des conoïdes temporaires dont les racines laissées intactes, sont restées en place.

J'ai vu une demoiselle dont la dentition avait été conduite d'après ce moyen. Elle avait le palais bien développé, la voûte maxillaire parfaite. Le chirurgien, après avoir sacrifié la conoïde temporaire à l'incisive latérale, à vu sortir la bi-cuspidée gauche, avant que la conoïde de remplacement ne fût arrivée; et comme celle-ci s'annonça, à onze ans, très-haut sous la lèvre, il fut obligé de lui sacrifier la bi-cuspidée.

Du côté droit, la conoïde est restée dans la mâchoire jusqu'à seize ans, de sorte que les deux premières bi-cuspidées étant en place, et le moindre espace n'existant ni entre elles ni entre la deuxième de ces dents et la permanente, il en est résulté que la conoïde s'est annoncée perpendiculairement au-dessus de l'incisive latérale; de sorte que l'appareil absorbant a agi sur la racine de cette dent de la même manière qu'il l'eût fait sur une temporaire, c'est-à-dire, qu'elle a été complétement dévorée. Ce fait, que je soumets aux réflexions de M. Le Maire en particulier, et que la pratique fait rencontrer de temps en temps, culbute de fond en comble les théories de Hunter, de Bunon, de MM. Serres, Le Maire, etc., qui admettent le frottement, ou au moins le contact de la dent de remplacement contre la caduque, comme cause de la chute de celle-ci.

Je puis encore rapporter l'observation curieuse d'une jeune demoiselle de huit ans, dont les deux incisives latérales supérieures sont restées enfermées dans leur petite matrice; par conséquent, quoique leur bord tranchant fût descendu au niveau de celui des incisives centrales, j'ai été obligé de fendre la gencive afin que l'odontocie en pût être complétement opérée. Certes, ici la dent remplaçante n'a jamais été en contact immédiat avec celle qui a mué.

J'ai vu dans des bouches étroites, sur lesquelles l'appareil absorbant de l'incisive centrale dévorait non-seulement la racine de l'incisive temporaire correspondante, mais aussi celle de la latérale; ou bien encore la conoïde temporaire être chassée prématurément par le même phénomène, ce qui est fâcheux. Il n'est aucun moyen de prévenir cet accident, dont la conséquence peut être la proéminence de quelque dent de remplacement.

Ajouterai-je encore aux mille et une preuves que j'ai données, quelques-uns de ces exemples rares qui deviennent un sujet important de méditation ; oui, je le dois, afin d'écraser ce système sous le poids des faits qui le condamnent. Le premier est celui d'une jeune demoiselle dont les dents temporaires furent ainsi enlevées : vers le deuxième lustre, on n'observa aucun signe qui annonçât que la grande incisive gauche devait venir : en conséquence, on crut que son germe manquait, et qu'il fallait attirer la petite incisive vers la ligne médiane. A force de ligatures, on parvint à lui faire envahir les trois quarts du vide; mais vers quinze ans, une bosselure fut remarquée très-haut sous la gencive, et peu à peu, elle se prononça dans l'épaisseur de la lèvre : je prévins les parens qu'une dent s'était introduite dans cette partie; je la fendis donc perpendiculairement, afin de mettre l'organe à découvert; je fus obligé d'éloigner avec des fils celles qui en occupaient la place afin de la reporter dans le cercle; j'y réussis en deux ou trois mois, de sorte qu'aujourd'hui il est impossible de se douter que jadis il y eut difformité.

J'ai vu encore un jeune élève, dans une pension, qui a présenté un cas analogue; mais comme on n'avait point comblé le vide, la dent s'est remise d'elle-même, après la section de la lèvre.

De l'expérience que j'ai acquise, aussi bien que de la grande quantité d'observations que j'ai puisées dans la pratique des divers chirurgiens qui soignent la dentition des enfans d'après le système que je combats, je puis conclure ce qui suit, sauf quelques exceptions :

1° La denture sera régulière sur les enfans dont les mâchoires sont bien développées : que les dents soient petites ou larges, que l'on ait ôté ou non les dents temporaires prématurément.

2° Elle sera irrégulière sur tous ceux dont

les mâchoires sont mal conformées, et elle le sera d'autant plus, que les dents de remplacement seront plus larges; le répéterai-je, que l'on ait opéré ou non l'évulsion prématurée des temporaires.

Dans le premier cas, l'évulsion hâtive peut nuire au développement de l'arc maxillaire et déterminer des irrégularités qui n'auraient pas eu lieu si on n'eût pas agi ainsi.

Dans le second, il faudra toujours en venir à sacrifier quelques dents de seconde pousse, ou les reporter dans l'arc, afin de pouvoir obtenir la régularité.

Ainsi l'homme qui raisonnera d'après ces résultats, se dira : dix dents temporaires doivent être remplacées par dix autres; or, bien que l'ensemble de ces dernières occupe une étendue égale à celui des premières, il n'en est pas moins prouvé que les secondaires ne sont convenablement alignées que si les mâchoires sont bien conformées, et que cette denture est toujours irrégulière quand elles le sont mal; qu'ainsi le système de ces officieux ministres de la nature, étant un moyen banal appliqué sur tous les enfans, parce que tous ont les mâchoires trop petites à l'époque où commence la mue, est faux.

De la méthode naturelle.

Puisque nous avons reconnu quatre formes principales de mâchoires, c'est d'après cette base que nous devons appliquer une méthode, afin qu'elle soit rationnelle. Or, la première chose à observer lorsqu'on est consulté relativement à la seconde dentition, c'est de reconnaître à laquelle on peut rapporter celle de l'enfant soumis à notre examen, et si l'ensemble du sujet permet d'espérer le développement des mâchoires.

Il est également essentiel de tenir compte des défectuosités particulières au processus alvéolaire, afin d'en prévenir les parens, et de combiner d'avance par quels moyens et à quelle époque il sera facile d'y remédier.

La méthode que j'ai proposée, d'accord avec d'autres stomatonomistes, est bien plutôt basée sur *la raison et l'expérience* que la théorie que nous venons de combattre, parce qu'elle est en harmonie d'abord avec chacune des conformations primordiales des mâchoires, et ensuite avec les modes différens de la mue des dents.

En la suivant, on évite de causer des douleurs inutiles à l'enfant; on ménage aux organes de la digestion les premiers instrumens qui leur ont été donnés et qui leur sont si nécessaires.

On se conforme d'ailleurs aux principes de l'art, qui veulent que le chirurgien n'ait recours à l'opération que quand tout autre moyen serait infructueux : donc elle est rationnelle. Blake est bien de cet avis, car il dit :

« La pratique introduite dans cette ville (Du-
« blin) par le docteur Hudson, depuis plus de
« quarante ans, et qu'il confirme encore aujour-
« d'hui, coïncide parfaitement avec mes obser-
« vations ; il comptait beaucoup sur l'agrandis-
« sement des mâchoires, ainsi qu'on le reconnaît
« dans les remarques suivantes, qui sont de lui.

« L'usage indiscret d'enlever les dents tempo-
« raires des enfans avant qu'elles ne s'ébranlent,
« est vicieux ; l'intention de livrer plus de place
« aux remplaçantes est très-défectueuse. Que les
« gencives et les dents soient tenues propres par
« des soins quotidiens, alors vous préviendrez
« le désordre, ainsi que des opérations pénibles,
« et la nature ne sera point troublée dans la
« production des dents permanentes. »

En thèse générale, le docteur Hudson avait raison, mais il n'eût pas dû exclure entièrement l'évulsion prématurée de certaines temporaires ; aussi M. Blake, ayant senti qu'en agissant constamment ainsi que son ami le conseillait, on s'exposait à commettre des fautes et à devenir routinier à l'inverse des autres, a pris soin d'avertir ses lecteurs qu'il existait certaines circonstances dans lesquelles le chirurgien devait s'écarter de la règle : je regrette beaucoup qu'elles n'aient pas été spécifiées par ce savant, je ne doute pas qu'en ce point, comme en tant d'autres, nous ne nous fussions rencontrés. Quoique cette lacune ne se trouve pas dans mon *Traité de la seconde Dentition*, la nature de cet opuscule m'impose l'obligation d'en parler encore, et de consigner ici des remarques nouvelles qui ne peuvent que corroborer les nombreuses vérités qu'il contient.

Le physiologiste peut pronostiquer que la denture secondaire sera régulière toutes les fois (comme je l'ai dit dans l'ouvrage cité) que les dents primitives seront bien rangées sur un bord alvéolaire sémi-circulaire plutôt qu'ovoïde ; quand le renouvellement ne commence que de sept à huit ans ; lorsque le palais aura une belle forme ; et quand le menton ne sera pas en pointe. D'après cet examen, il gouvernera la dentition de l'enfant selon les principes que j'ai détaillés dans mon Traité sur ce sujet, et dont ce qui suit est à la fois l'abrégé et le complément.

Sur ces individus, il veillera simplement à ce que l'absence de la dent temporaire précède de quelques jours l'arrivée de celle de remplacement. Mais lorsque l'absorption de la racine ne se sera pas exécutée convenablement, et qu'il s'apercevra qu'un nouvel organe est prêt à se montrer, soit en dedans, soit en dehors de la ligne, il enlèvera la dent de lait correspondante, et il se gardera bien d'ôter encore les voisines, *ainsi que le veut M. Duval;* car j'estime que celles-ci maintiennent la nouvelle venue, qui, bien que se montrant un peu obliquement, et même quelquefois hors de rang, *ne tardera pas à s'aligner; c'est ce qui arrive,* a dit La Forgue, *aux cinq sixièmes des enfans,* et personne ne refusera à ce dentiste d'avoir été grand observateur.

Cependant, quand la mue ou l'évulsion de telle dent que ce soit n'a pas eu lieu à temps, et que les deux bi-cuspidées et la molaire permanente se sont mises en contact; quand le volume des dents est un peu trop considérable, ou lorsqu'il y a une légère difformité de l'arc alvéolaire, quoi qu'en dise M. Duval, il est possible, et sans le moindre danger, de procurer le bel arrangement de la denture, en séparant plusieurs dents avec une lime mince comme une feuille de papier, afin d'obtenir sur chacune d'elles un peu de place pour les conoïdes (1). Parfois aussi le sacrifice de la première

(1) L'isolement de six dents pratiqué par ce moyen, donne un vide égal à deux millimètres, ce qui équivaut à la place occupée par une incisive.

ou de la deuxième bi-cuspidée est préférable; enfin, si la conoïde est par trop déjetée, c'est à l'homme de l'art à peser dans sa sagesse s'il ne vaudrait pas mieux l'enlever.

Quand la première bi-cuspidée est renouvelée, et que la canine l'est aussi, mais est restée en saillie pendant long-temps, il faut profiter du moment où la mue de la deuxième molaire s'opère, pour repousser en arrière, avec des fils ou des coins de bois, à la manière d'Auzeby, la première bi-cuspidée et la canine, par la raison que la molaire permanente s'avancerait vers la ligne médiane avec plus de promptitude que l'harmonie ne s'établirait naturellement.

Cependant, si le sujet était arrivé à l'âge de quinze à seize ans, et que rien n'indiquât que la mue naturelle de cette molaire ne dût s'opérer incessamment, il serait bon de la sacrifier, afin de repousser les dents en saillie, et si, dans la suite, la bi-cuspidée venait, une permanente cariée serait enlevée, s'il s'en trouvait une, ou enfin on la laisserait venir comme le voudrait la nature, sauf à l'ôter si elle était gênante.

D'après cela, on voit que mon critique a manqué d'équité en écrivant que je conseillais de laisser aller la denture secondaire *vaille que vaille*, et que c'était ce que j'appelais bonnement *méthode naturelle*. Je viens de faire ma profession de foi : oui, ainsi que lui, j'ôte des dents par anticipation, mais le cas en est rare selon moi, tandis que, d'après lui, il se présente sur la plus grande partie des enfans; et en blâmant un tel système, si contraire aux lois de la physiologie, je n'ai eu garde d'en proposer un qui ne serait pas moins routinier.

Lorsque les dents antérieures de remplacement présentent réellement une largeur plus qu'ordinaire, telle enfin que tous leurs diamètres réunis fourniraient une étendue plus considérable que celle de l'arc de la mâchoire la mieux conformée, le précepte donné ci-dessus, d'obtenir de la place au moyen de la lime, est bon à suivre, s'il n'en faut qu'un peu; mais on ferait l'évulsion d'une bi-cuspidée, soit d'un seul, soit des deux côtés, s'il fallait trop gagner de place.

Quand le palais dessine une voûte ovoïde, quoique de forme agréable, attendu qu'il y a étroitesse congéniale, elle pourrait rarement admettre toutes les dents de remplacement, lors même qu'elles seraient petites; mais comme il est essentiel de perdre le moins possible de ces précieux organes, on pourra mettre en usage quelques moyens mécaniques capables d'exécuter l'évasement de l'arc (1). Ainsi, au lieu d'en-

(1) Il paraît que M. Duval ne s'est pas rendu compte du mode d'agir

lever la dent temporaire, qui semble empêcher le placement de celle qui s'annonce, je la conserve; de cette manière je gagne du temps, et plus d'une fois j'ai vu toutes les dents s'éloigner au delà de mes espérances, quoique j'en eusse eu peu d'abord. Cependant, si, à treize ou quatorze ans, l'agrandissement ne s'est pas effectué, le sacrifice d'une bi-cuspidée de chaque côté doit être fait peu de temps après leur sortie; de cette façon, l'arcade dentaire est régularisée.

Par l'évulsion d'une première bi-cuspidée, j'ai obtenu, non-seulement le placement d'une conoïde en sur ou sous-dent, mais j'ai employé le même moyen pour ranger une grande ou une petite incisive.

J'ai aussi eu à me louer d'avoir enlevé une première molaire permanente malade pour ranger une conoïde, malgré la distance qui existe entre elles.

Enfin, il vaut souvent mieux opérer l'évulsion d'une deuxième bi-cuspidée que celle de la première, et toujours on doit sacrifier de préférence celle de toutes ces dents qui est altérée.

des fils et des coins de bois convenablement placés entre les dents; car il n'aurait pas nié la possibilité d'évaser l'arc alvéolaire; opération que je pratique nombre de fois chaque année, et toujours avec succès, notamment sur des enfans dont la dentition a été mal dirigée, c'est-à-dire d'après le système qu'il suit.

Quelquefois, faute d'avoir ôté à temps une temporaire, elle reste ferme, et la dent de remplacement sortant derrière, la soulève, de sorte que ni l'une ni l'autre n'est bien alignée (les canines sont celles qui présentent le plus ordinairement cette irrégularité). On rétablit l'ordre en enlevant celle qui aurait dû muer, et en rapprochant la secondaire au moyen de plaques, de fils, ou du levier. Parfois, cependant, il est prudent de ne rien faire.

Des règles générales sont plus difficiles à tracer pour diriger la dentition sur des mâchoires très-mal conformées, c'est-à-dire anguleuses, ou en bec; je l'essaierai néanmoins, d'après mon expérience; mais tant de variétés se présentent, qu'on me pardonnera, j'espère, de ne m'attacher qu'aux faits principaux.

Ainsi, lorsque la mâchoire est bien évasée vers le fond de la bouche, tandis que la partie antérieure du bord alvéolaire semble appartenir à un angle tronqué, j'augure que, de toute nécessité, la denture adulte affectera une forme analogue; elle pourra cependant être régulière, si le diamètre des dents de remplacement est petit; mais si cette défectuosité est tellement prononcée que les dents soient penchées vers la langue, plusieurs de ces organes seront indubitablement hors de rang, quelle que soit la méthode adoptée par le chirurgien. Or, comme il n'obtiendrait aucun avantage de l'évulsion prématurée des dents temporaires voisines de celles qui poussent, il ne l'exécutera point ; il pourra, au contraire, s'en servir comme point d'appui, pour exciter, autant que possible, l'évasement de l'arc, afin d'y faire entrer le plus de remplaçantes qu'il pourra.

Lorsqu'à la vicieuse conformation de la mâchoire que je viens de décrire, se joint le volume non ordinaire des dents, on est obligé de sacrifier une ou deux incisives latérales adultes avant que les canines ne se montrent : cette perte est d'autant moins sensible, que dans le cas signalé ici, il y a fréquemment chevauchement des dents antérieures. Cependant, si les quatre incisives s'étaient convenablement rangées, et que les canines se montrassent hors de la ligne, il faudrait les ôter aussitôt qu'elles seraient saisissables. Dans le cas dont il s'agit, je n'ai pas eu assez à me louer de l'évulsion d'une bi-cuspidée pour la conseiller.

Quand toutes les parties du diamètre transversal de la mâchoire syncranienne, sont visiblement beaucoup moindres que dans la première et la seconde conformation, c'est-à-dire, quand le palais est en *voûte gothique*, on doit s'attendre à voir sortir les grandes incisives très-obliquement et en saillie, tandis que les latérales se présenteront en arrière et très en dedans.

L'obliquité est donc ici due à ce que ces organes, primitivement développés dans cette situation, sur tous les sujets, n'ont point pu, à cause de la forme dont nous parlons, exécuter l'évolution de pivotement nécessaire à l'alignement, mentionnée ailleurs. Ce serait alors mal à propos qu'une prévoyance indiscrète espérerait l'obtenir de l'enlèvement prématuré de quelques temporaires voisines, car très-souvent la dent obliquée est parfaitement isolée.

C'est dans ces cas, cependant, que j'ai cru devoir dévier au principe général que j'ai posé précédemment, de conserver les dents temporaires *le plus long-temps possible*, parce que ce serait en vain que l'on attendrait l'évasement de l'arc, puisque l'expérience apprend qu'il n'aura pas lieu : en conséquence, on doit s'efforcer d'empêcher la proéminence de la deuxième denture, comme le dit *Hunter*, et il n'est pas de meilleur moyen d'y parvenir que d'arrêter, autant que possible, le développement contre nature de la mâchoire.

On l'obtient, cet effet, en enlevant les *incisives latérales temporaires*, aussitôt que les centrales de remplacement s'annoncent ; puis, quand les incisives latérales de remplacement se sont montrées, on en fait encore le sacrifice; car, si dans l'intention de conserver ces dents, on attendait que les canines ou les premières bi-cuspidées fussent arrivées afin d'enlever une de celles-ci, le vice de conformation aurait le temps d'augmenter, et la difformité serait beaucoup plus difficile à effacer. Au reste, on la corrigerait au moyen d'une plaque d'or qu'on moulerait sur le dedans de la bouche, et que l'on attacherait aux molaires et aux bi-cuspidées, et, à l'aide de fils, on pousserait vers cette machine les dents en saillie.

Quant à cette ante-version des six dents labiales, qui résulte du développement non harmonique de la denture inférieure par rapport à la supérieure, et qui pourrait être dite *carliniforme*. On peut la rectifier au moyen d'un plan incliné que Hunter a décrit dans son Traité, et que M. Catalan a fait graver (1).

Lorsque le système que M. Duval a dit être basé sur *la raison et l'expérience*, et que nous avons démontré être si opposé à l'une et à l'autre, a été mis en pratique sur un enfant, il n'est pas rare d'observer (*et c'est justement ce qui en démontre au moins l'inutilité*), que l'évase-

(1) Voyez le *Dictionnaire des Sciences Médicales*, art. DENT.

ment de l'arc s'est opéré, malgré tout ce qui a été fait de mal, et que les incisives se sont grandement écartées les unes des autres; alors on les ramène vers la ligne médiane, en les embrassant d'un fil, et on retrouve la place des canines qui leur avait été si malencontreusement livrée.

Mais si cet évasement n'a pas eu lieu, et qu'il n'y ait plus d'espérance qu'il s'effectue, on se trouve dans l'affligeante nécessité de continuer de diriger la dentition sur le plan qui a été adopté, tout vicieux qu'il est : or, on sacrifie la molaire temporaire si elle existe, ou la première ou la deuxième bi-cuspidées, ou même la première permanente, à l'arrangement de la canine, lequel s'exécute seul, ou que l'on détermine.

Lorsque la canine sort très en saillie, parce que les bi-cuspidées, étant arrivées depuis longtemps, occupent toute la place comprise entre l'incisive latérale et la première permanente, il faut en faire l'évulsion de préférence, à moins qu'une de ces dernières ne soit altérée.

Lorsque les dents sont versées vers la langue, cette vicieuse position des organes diminue nécessairement le diamètre de la bouche. J'en ai observé plusieurs exemples, dans lesquels l'arc alvéolaire était tellement rapetissé que, bien qu'on eût enlevé déjà une bi-cuspidée, il restait encore une ou deux incisives hors de ligne, qu'il devenait nécessaire d'ôter, afin d'opérer la régularité.

On observe, chez quelques individus, une sorte d'élévation contre nature de la partie du processus alvéolaire, qui contient les six dents antérieures-inférieures, de sorte que leur collet est situé au niveau de la face triturante des suivantes ; dans ce cas, lequel coïncide fréquemment avec une longueur plus qu'ordinaire des couronnes des organes, leur extrémité coupante glisse le long de la face postérieure des supérieures, et va frapper d'abord, puis par suite mâcher, les gencives, en les déchaussant et en les usant en même temps.

Une disposition analogue de la mâchoire supérieure peut avoir lieu, et alors ce sont les dents et les gencives inférieures qui en sont victimes.

Bien plus, l'une et l'autre mâchoires m'ont semblé plusieurs fois présenter cette particularité.

On sent qu'il n'y a pas d'autres moyens pour prévenir les suites d'une telle conformation, que de raccourcir les dents de bonne heure.

Je terminerai cet opuscule en émettant le

vœu que les auteurs dont j'ai combattu les idées, veuillent bien prendre désormais la nature pour guide, et dire, avec la candeur du père de la médecine,

EXPERIENTIA FALLAX.

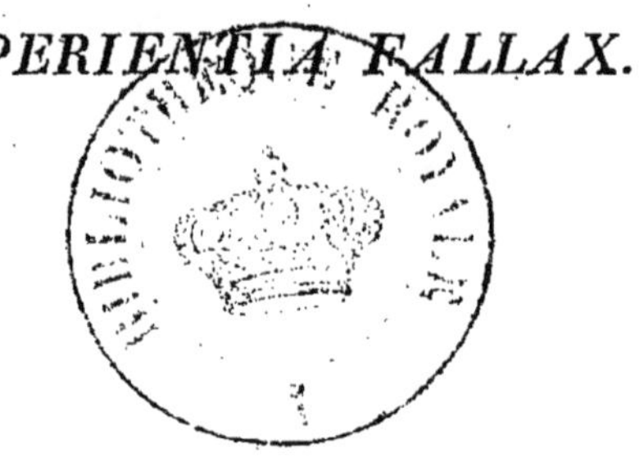

FIN.

EXPLICATION
DES PLANCHES.

Les diverses figures ont été faites d'après nature, sur des sujets de vingt-cinq à trente-cinq ans. On pourra les comparer avec avantage avec celles que contient mon *Traité de la seconde Dentition*, puisque celles de cedit ouvrage ont été dessinées sur des sujets de deux à treize ans; celles-ci en sont donc le complément.

Explication de la planche I.

Fig. 1, est le dessin d'une mâchoire supérieure parfaitement développée, prise sur un sujet de trente ans; dans ce cas, le nez est fort, et les narines évasées, la face large.

Fig. 2, est le dessin de la mâchoire inférieure du même sujet; le menton est effacé.

Ces formes étant parfaites, décrivent un arc qui permet à toutes les dents d'être régulièrement rangées.

Explication de la planche II.

Fig. 3. Cette forme est encore belle. Cependant si on la compare avec la précédente, on reconnaît que le diamètre transversal est déjà moindre. Dans ce cas, le nez est plus ou moins aquilain, et les narines resserrées.

Fig. 4, est le dessin de la mâchoire inférieure du même sujet. On voit que le menton est plus étroit.

Explication de la planche III.

Fig. 5. Cette mâchoire, dont la partie antérieure du processus alvéolaire affecte une ligne presque droite, n'a des dents bien rangées que si ces organes n'ont pas un volume considérable.

Le nez des sujets chez lesquels on rencontre cette conformation est petit, court, et les narines très-larges.

Fig. 6, est le dessin de la mâchoire inférieure du même sujet. Le menton est comme carré.

Explication de la planche IV.

Fig. 7, est le dessin d'une mâchoire supérieure dont tous les diamètres transversaux sont moindres dans les sujets dont la bouche est bien conformée. La portion arquée antérieure, surtout, est tellement étroite qu'il est impossible que les dents s'y arrangent, même quand elles sont d'un petit volume.

La face de ces sujets est comprimée sur les côtés, le nez est long, resserré; les narines sont tellement étroites, que la bouche est presque constamment ouverte, afin de faciliter l'entrée de l'air qui doit servir à la respiration.

Fig. 8, est la mâchoire inférieure de la même bouche. Le menton est très-pointu (1).

(1) Ces deux figures ont été dessinées d'après une personne de trente ans, qui avait eu la denture secondaire dirigée par le sytème que j'ai réfuté. On voit qu'il était bien inutile de faire tant d'évulsions de dents temporaires, puisque la seconde dentition n'en a retiré aucun bénéfice.

Explication de la planche V.

Elle se compose de six demi-mâchoires inférieures de bouches bien faites, d'enfans de sept ans.

Fig. 9. Indique le premier mode de la chute de la première dentition, et de l'arrivée de la seconde.

Les N^{os} indiquent l'ordre de la mue et du renouvellement.

Ainsi le n° 1 est l'incisive centrale, laquelle tombe et est remplacée la première de deuxième dentition.

Le N° 2 est l'incisive latérale, qui mue la seconde, et est remplacée dans le même ordre.

Le N° 3 est la première molaire temporaire, laquelle tombe la troisième, et est remplacée par la première bi-cuspidée.

Le N° 4 est la canine, laquelle, chez le plus grand nombre de sujets, n'est remplacée qu'après la première molaire.

Le N° 5 est la deuxième molaire caduque, qui est remplacée par la seconde bi-cuspidée.

Enfin le o est la première grosse molaire permanente, laquelle sort entre cinq et sept ans, et qui, ne remplaçant aucune dent, n'est pas non plus remplacée, si on en fait l'éviction.

La *fig.* 10, présente le second mode de renouvellement, dans l'ordre où sont situés les chiffres; dans ce cas, qui est un peu moins fréquent que le premier, les dents muent dans l'ordre de leur position.

La *fig.* 11, présente le troisième mode, dans lequel on remarque que la mue de la canine et de la petite molaire s'opère en même temps.

La *fig.* 12, offre l'exemple du quatrième mode, dans lequel la mue de la canine ne s'effectue qu'après le renouvellement de toutes les autres.

La *fig.* 13, fait voir le cinquième mode, d'après lequel les deux incisives et la canine, sortent dans l'ordre de leur position, et la mue instantanée des deux molaires.

Enfin, la *fig.* 14, est un exemple du sixième mode, dans lequel les deux incisives étant sorties, la deuxième molaire sort avant la première, la canine restant pour la dernière.

NOTA. Il y a encore des cas dans lesquels les molaires muent même avant les incisives ; il en est aussi dans lesquels les incisives latérales sortent avant les centrales ; mais ce sont des irrégularités dont la pratique offre peu d'exemples.

Fig: 1.

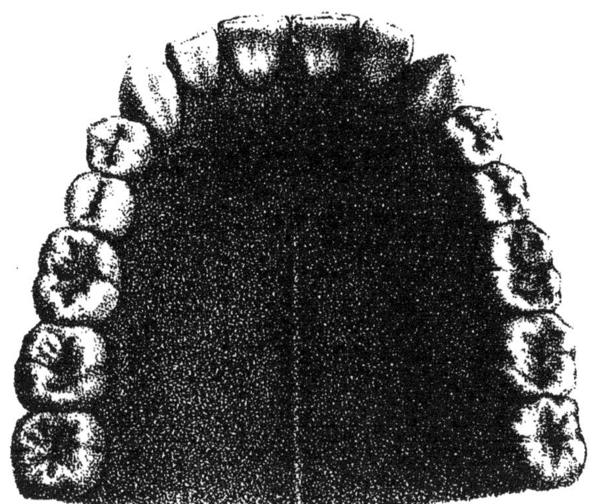

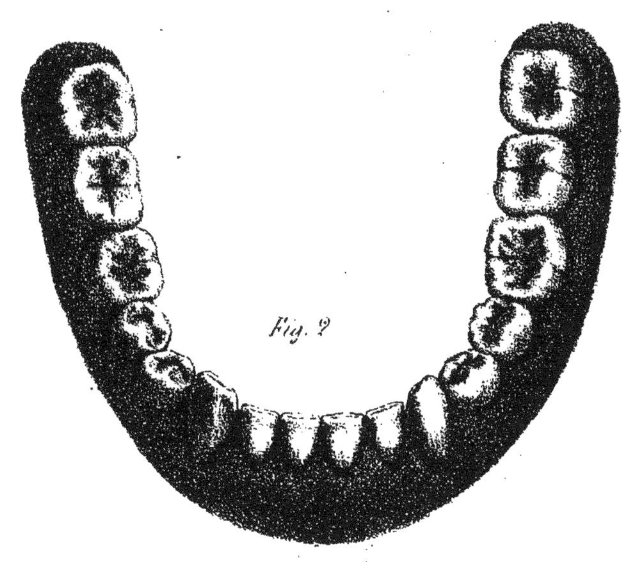

Fig. 2

Pl. 2

Fig: 3.

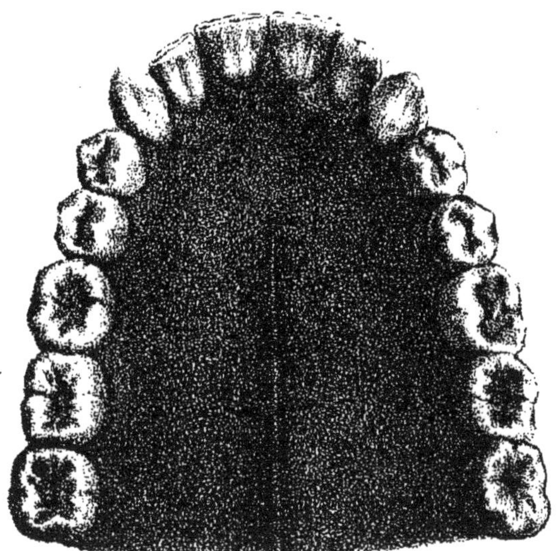

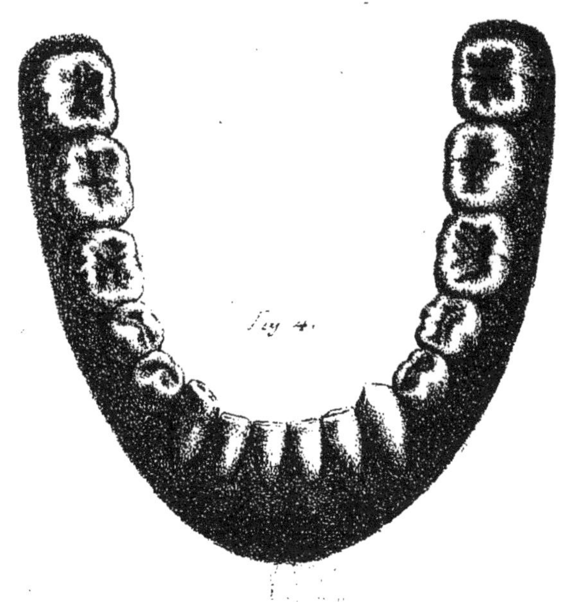

Fig. 4.

Fig: 5.

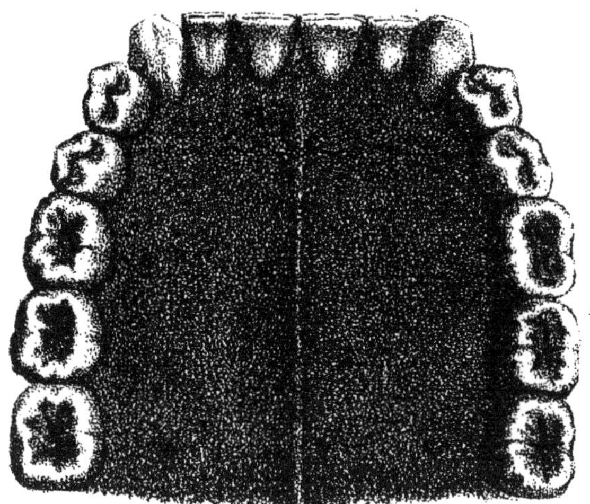

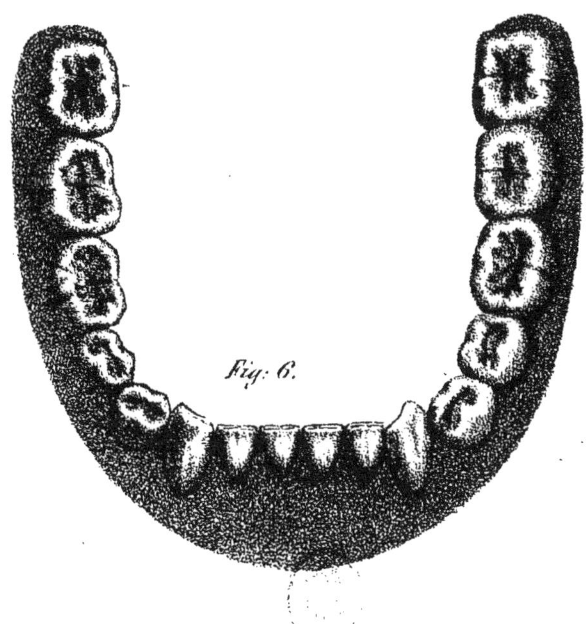

Fig: 6.

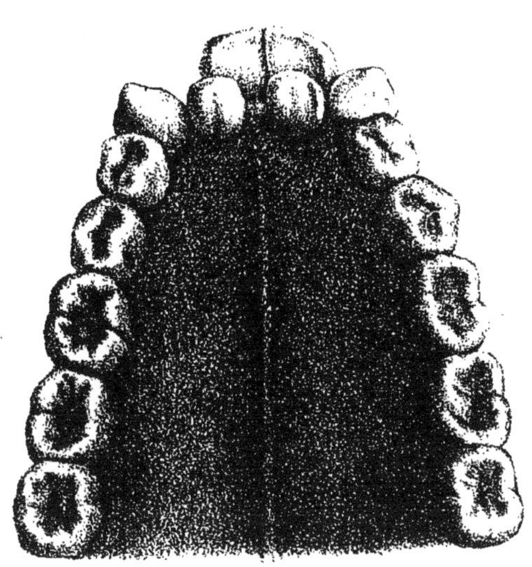

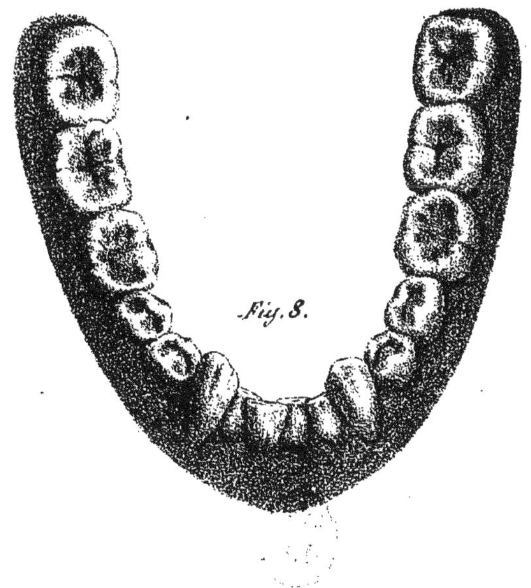

Fig. 8.

Pl: 5.

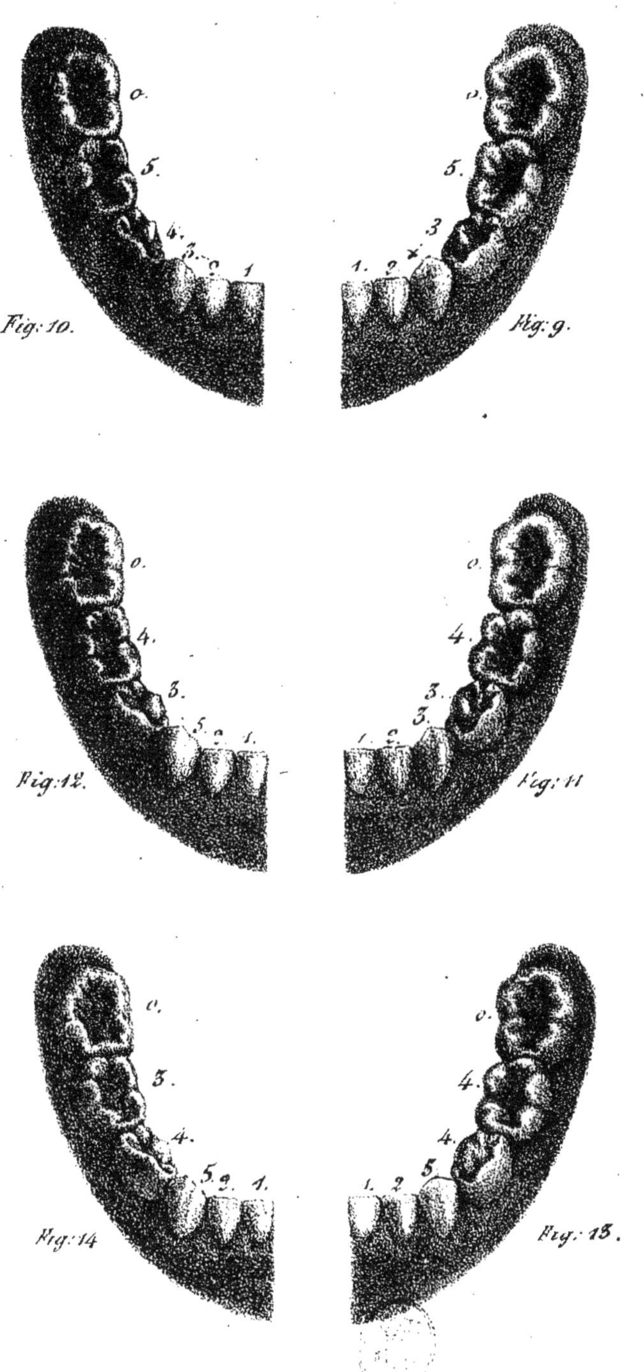

www.ingramcontent.com/pod-product-compliance
Ingram Content Group UK Ltd.
Pitfield, Milton Keynes, MK11 3LW, UK
UKHW012239240726
13966UKWH00003B/1174

9 782011 912183